Stefan Back

Der sichere Weg zum Nichtraucher

Ohne Hilfsmittel, ohne Entzugserscheinungen,
ohne Gewichtszunahme

Das Buch

Kann man jemals sicher sein, die letzte Zigarette geraucht zu haben? Diese Frage bohrt sich bei jedem Raucher in sein Gehirn ein, nachdem er die „Letzte" geraucht hat. Um es vorneweg zu nehmen: Ja, man kann nicht nur sicher sein, endlich frei zu sein, sondern man kann es sogar *wissen*, nie mehr zu rauchen. Dieses Buch zeigt Ihnen den Weg hierzu auf, indem es systematisch alle Illusionen, die sich der Raucher in den vielen Jahren aufgebaut hat, zerstört. Das Nikotin spielt beim Aufhören keine Rolle, daher handelt es sich beim Rauchen auch nicht um eine Nikotinsucht, sondern um eine Rauchsucht. Schon alleine hier werden aber bei vielen Methoden falsche Weichen gestellt. Und nicht nur das, der Ansatz in diesem Buch stellt die bisherige Lehrbuchmeinung auf den Kopf. Kein Raucher braucht eine Methode, um für immer Nichtraucher zu werden – im Gegenteil. Methoden sind Teil Ihrer psychischen Abhängigkeit. Daher werden Sie es mit einer Raucherentwöhnungsmethode nur schwer schaffen, sich von Ihrer Sucht zu befreien.

Der Autor

Stefan Back, 1962 in Stuttgart geboren, rauchte 22 Jahre lang bis zu 40 Zigaretten täglich. Er hatte sich bereits als hoffnungsloser Raucher betrachtet. 1999 hat er jedoch seinen Weg aus der Rauchsucht gefunden. Seitdem beschäftigt er sich intensiv mit der Gesundheit und insbesondere mit der Raucherentwöhnung. Stefan Back hat mehrere Bücher zur Rauchsucht verfasst und damit in der Fachwelt große Aufmerksamkeit erlangt. Inzwischen ist Stefan Back als Fachmann anerkannt und hat bereits vielen Rauchern geholfen, der Sucht zu entkommen. Zunehmend verwenden Seminaranbieter von Nichtraucherkursen sein Gedankengut. Er selbst sieht sich jedoch 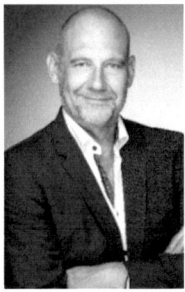 nicht als Experte. Im Gegenteil: er spricht die Sprache der Raucher und drückt deren Empfindungen aus.

Mehr Informationen können Sie erhalten unter:
www.stefan-back.de
www.das-back-prinzip.de

oder schreiben Sie an
info@stefan-back.de

Bibliografische Information der Deutschen Bibliothek

Die Deutsche Nationalbibliothek verzeichnet diese Publikation in der Deutschen Nationalbibliografie; detaillierte bibliografische Daten sind im Internet über http://dnb.d-nb.de abrufbar.

Gender-Hinweis

Aufgrund der besseren Lesbarkeit wird auf die gleichzeitige Verwendung der Sprachformen männlich, weiblich und divers (m/w/d) verzichtet. Sämtliche Personenbezeichnungen gelten gleichermaßen für alle Geschlechter.

Herstellung und Verlag:
BoD - Books on Demand, Norderstedt
4. Auflage 2023
ISBN 978-3-8391-9078-4
Umschlaggestaltung: Alb-Werbung GmbH
Titelbild: Panthermedia/Yuri Arcurs

Stefan Back

Der sichere Weg zum Nichtraucher

Ohne Hilfsmittel, ohne Entzugserscheinungen,
ohne Gewichtszunahme

Allen Rauchern gewidmet, die es bisher nicht geschafft haben. Mit der Hoffnung, dass sie bald ihre Freiheit erlangen werden.

INHALT

Vorwort

Am 27.09.1999, es war ein Montagabend, traf ich die vielleicht beste Entscheidung meines Lebens, denn ich entschloss mich, für immer Nichtraucher zu werden und freute mich sogar darauf. Am 29.09.1999 um 22.57 Uhr drückte ich die *definitiv* letzte Zigarette in meinem Leben aus. Seitdem ließ mich dieses Thema nicht mehr los.

Für viele Raucher, die ebenfalls das Rauchen beenden, ändert sich nicht viel in ihrem Leben. Manche freuen sich, die meisten hoffen „durchzuhalten", denn sie haben einen schweren Gang vor sich und sind keineswegs so glücklich, wie ich es damals war. Ich wusste nicht genau, warum nun für mich plötzlich alles so klar und einfach war, ich wusste nur, dass es so war. Warum gehöre ich scheinbar zu den wenigen Rauchern, die definitiv wissen, dass sie nie mehr rauchen werden und sich darüber auch noch freuen? Warum kann es nicht jedem Raucher so ergehen?

Obwohl es eine Unmenge von Büchern gibt, die sich mit dem Rauchen beschäftigen, konnte ich kaum Antworten auf meine Fragen finden und wurde ziemlich enttäuscht. Immer mehr wurde mir allerdings bewusst, dass 99 Prozent unserer Gesellschaft den Mechanismus der Rauchsucht in keiner Weise verstehen und eine völlig falsche Sichtweise hinsichtlich des Rauchens, aber auch hinsichtlich anderen Süchten vertreten. Die Folge daraus ist, dass sich die meisten Raucher für eine falsche Vorgehensweise entscheiden, wenn Sie sich endlich „durchringen" können, mit dem Rauchen Schluss zu machen. Daher scheitert auch fast jeder Raucher, wenn er dauerhaft mit dem Rauchen aufhören will.

Es heißt, dass mehrere Wege nach Rom führen. Beim Rauchen stimmt dies jedoch nicht. Es mag zwar viele Methoden geben, die einen Raucher zum Nichtrauchen bewegen können, aber es gibt nur einen einzigen Weg, um mit Sicherheit für immer Nichtraucher zu werden. Dieser sichere Weg basiert auf der Erkenntnis, dass es nur eine richtige Sichtweise hinsichtlich der Rauchsucht gibt, so wie es dementsprechend auch nur eine einzige Vorgehensweise gibt, wenn Sie mit dem Rauchen aufhören wollen. Diese Aussage mag für Sie zunächst nicht nachvollziehbar sein, aber Sie können sicher sein, dass sie stimmt. Das Einzige, was ich immer noch nicht mit Gewissheit sagen kann ist, ob die gesamte Gesellschaft wirklich so unwissend ist, wie es den Anschein hat. Wenn ich von dem Raucher Stefan Back ausgehe, muss ich diese Frage leider mit einem klaren „ja" beantworten. Ich hatte nicht den geringsten Schimmer, warum ich überhaupt rauchte, wie sollte ich da einen Weg finden, damit aufzuhören?

Sicher ist, dass die Tabakindustrie und unser Staat davon ausgehen, auf die Raucher angewiesen zu sein und daher nicht das geringste Interesse haben, dass sich an der Situation etwas ändert – im Gegenteil! Aber was ist mit den ganzen sogenannten Experten, die sich hauptberuflich mit nichts anderem als dem (Nicht)Rauchen beschäftigen? Warum klären Sie die Gesellschaft nicht auf und packen die Probleme dort an, wo sie wirklich existieren? Was ist mit der Nichtraucher-Lobby?

Ich konnte einfach zu diesem Thema nicht länger schweigen. Immer wenn ich etwas über das Rauchen sehe oder höre, hoffe ich, dass jemand sagen würde: „Hallo liebe Raucher, ich habe eine gute Nachricht. Es war alles nur eine große Illusion. Wir haben uns geirrt. Freuen wir uns, wir müssen gar nicht rauchen, das haben wir irrtümlich nur geglaubt." Stattdessen jammern allerorts aufhörwillige Raucher, dass sie es vielleicht dieses Mal schaffen könnten, aber es so unheimlich schwer ist und sie schon fünf Kilo an Gewicht zugelegt haben. Die Experten erklären uns dasselbe auf wissenschaftlicher Basis. Inzwischen wundere ich mich, dass es überhaupt Raucher gibt, die für immer Nichtraucher werden.

Ich kann und werde Ihnen keine Methode anbieten, mit der Sie Nichtraucher werden. Wir brauchen auch gar keine. Es geht nur darum, Ihnen die richtige Sichtweise der Rauchsucht zu erklären, damit Sie die Illusion Ihrer Sucht erkennen. Der Rest in ein Kinderspiel.

Viel Glück!

Ihr Stefan Back

1   Was geht schief?

Eine riesige Vielfalt an Nichtraucherbüchern zielt darauf ab, den willigen Raucher zum Aufhören zu bewegen. Leider ist es aber immer noch so, dass – will man den Statistiken glauben – höchstens fünf Prozent aller Raucher den erfolgreichen, d.h. *dauerhaften Ausstieg* aus der Sucht schaffen. Und wenn sie es schaffen, dann oft mit großem Leiden und Verlustgefühlen, das heißt Entzugserscheinungen. Im Klartext muss dies doch für alle Autoren dieser Bücher, genauso wie für alle Suchttherapeuten, Suchtpsychologen, Ärzte und sonstige Organisationen und Experten, die sich damit beschäftigen, Raucher zum Aufhören zu bewegen, mehr als frustrierend und ernüchternd zugleich sein. 85 Prozent aller Raucher wollen irgendwann in Ihrer Raucherkarriere aufhören – was geht also schief?

Im Prinzip versagt bei dem Thema „Sucht" die *gesamte Gesellschaft*. Anstatt die Probleme am Schopfe zu packen, nämlich zu versuchen die *Nachfrage*, z.B. nach Zigaretten[1], zu reduzieren, werden gigantische Energien für sinnlose Diskussionen und Untersuchungen verschwendet. Es werden alle Anstrengungen unternommen, das Rauchen langsam aber sicher aus der Öffentlichkeit zu verbannen und gleichzeitig Rechtsprozesse gegen die Tabakindustrie zu führen. Welch eine Leistung! Die Industrie kauft sich frei und erhöht dafür die Preise für Ihre Kunden, die Diskussionen zwischen Nichtrauchern und Rauchern werden dafür immer vehementer und emotionaler geführt.

Nach wie vor ist das Rauchen politisch, sozial und staatlich als äußerst stabil zu bezeichnen. Vor allem bei den Jugendlichen, die sich der Gefahren der Rauchsucht in keiner Weise bewusst sind, ist ein Anstieg des Zigarettenverbrauchs zu verzeichnen, für mich die eigentliche Ursache für den weiteren Anstieg des Rauchens. Die Raucher mittleren und höheren Alters dagegen, die sich Ihrer Sucht bewusst sind und aufhören wollen, scheitern zudem meistens kläglich. Somit ist es ausgeschlossen, dass eine tiefere Wirkung im Kampf gegen das Rauchen erzielt werden kann, geschweige ein deutliches Absinken des Rauchens erreicht wird. Bei den anderen Süchten unserer Wohlfahrtsgesellschaft sieht es nicht anders aus.

Dieses Scheitern im Kampf gegen die Rauchsucht verblüfft mich inzwischen nicht mehr, genauso wenig wie die Tatsache, dass viele Jugendliche in

---

[1] Der Einfachheit halber spreche ich im Folgenden nur noch von der Zigarette. Gemeint sind damit aber alle Tabakprodukte wie die Zigarre, Pfeife oder der Zigarillo.

die Rauchfalle gehen. Die Gesellschaft hat zum Großteil die Zigarette noch nicht als das entlarvt, was es ist: Die größte Illusion die ich kenne und damit das am besten vermarktete Produkt, das es auf unserem Planeten je gegeben hat. Ein Produkt ohne jeglichen Nutzen.

Ich musste mir schweren Herzens eingestehen, dass ich selbst zwanzig Jahre auf die Illusion Rauchen hereingefallen war und ungefähr 25 000 Euro dafür bezahlt habe. Aber noch schlimmer als das verlorene Geld ist die Tatsache, dass viele Raucher mit einem kürzeren Leben, auf jeden Fall aber mit einer schlechteren Qualität desselben einen noch viel höheren Preis für ihre Illusion bezahlen müssen.

Ich habe lange überlegt, ob ich es herausstellen sollte, dass es ohne Entzugserscheinungen und Gewichtszunahme möglich ist, für immer Nichtraucher zu werden. Der Grund meiner Überlegungen war, dass nahezu die gesamte Gesellschaft, einschließlich aller sogenannten Experten, von keinen geringen körperlichen und psychischen Entzugserscheinungen, und dementsprechend von einer Zunahme des Gewichts, ausgeht. Ich befürchtete, als Scharlatan abgetan zu werden.

Wie Sie sehen, habe ich mich trotzdem entschlossen, diese Erkenntnis an erster Stelle zu setzen, weil mir klar wurde, dass sie ein wichtiger, vielleicht sogar der wichtigste Teil der richtigen Sichtweise ist. Der Titel des Buches lag auf der Hand. Vorausgesetzt, Sie erkennen die Illusion der Rauchsucht, ist es eine sichere Sache für immer Nichtraucher zu werden. Machen Sie sich mit mir auf den Weg – die Zeit ist reif.

2   Die Zeit ist reif

Die westliche Gesellschaft ist eine süchtige Gesellschaft, weil in unserer Gesellschaft die Macht des Geldes, d.h. der Industrien mit ihrem Teilhaber, dem Staat, dominiert. Die Einflüsse, die auf uns hereinbrechen sind gewaltig. Der Profit ist das Ziel, und zwar um jeden Preis. Hinzu kommt, dass wir in einer Zeit leben, in welcher der technische Fortschritt rasant und für viele Menschen zu schnell von statten geht. Neue Süchte entstehen, wie z.B. die Internetsucht oder die Handysucht. Es sind nicht wenige Jugendliche, die sich dadurch verschulden.

Viele Arbeitnehmer sind den heutigen beruflichen Anforderungen nicht mehr gewachsen. Die Zeiten sind, eben durch diesen technischen Fortschritt mit E-Mail, Internet und Fax, wesentlich hektischer geworden, als noch vor zehn oder zwanzig Jahren. Der Stress wird permanent höher, gleichzeitig rationalisieren die Firmen immer mehr an Personal. Diese Macht des Geldes und dieses Streben nach einem immer höheren materiellen Lebensstandard bleiben, auch in Bezug auf den privaten Bereich, nicht ohne Folgen und treibt viele Menschen in Süchte. Der Workaholic ist nur ein Beispiel hiervon. Viele suchen aber Trost und Entspannung im Alkohol – oder zünden sich die nächste Zigarette an.

Für mich steht außer Frage, dass das Rauchen auf unserer Erde auf Dauer nicht in der heutigen Ausprägung überleben wird. Sicherlich wird es immer Raucher geben, so wie es immer Alkoholiker und andere Süchtige geben wird. Man wird sich aber eines Tages auf der Straße umdrehen, wenn man einen Raucher sieht. Die Frage ist nur, in welchem Zeitrahmen dies geschehen wird – und vor allem mit welchen Mitteln. Wenn wir jedenfalls so weitermachen wie bisher und uns im Kreis drehen, wird die Vision einer nicht-rauchenden Welt nie Realität werden. Manchmal kommt es mir so vor, als wäre die ganze Welt wie gelähmt vom Rauchen - und der Rest, der dieser Sucht nicht unterliegt, ist entweder anderweitig süchtig, schaut auf die Raucher herab oder ist einfach desinteressiert und geht davon aus, dass ihn das alles ohnehin nichts angeht.

Aber das Gegenteil ist der Fall, oder glauben Sie, dass ihr Kind nie drogensüchtig wird? Sicherlich werden Sie diese Frage sofort verneinen, oder zumindest hoffen, dass dies nie eintreten wird. Aber die Wahrheit ist, dass Sie diese Frage nie hundertprozentig beantworten können und schon gar nicht, wenn Sie Laie hinsichtlich Süchten sind. Mit Drogensucht meine ich alle Arten der aktuellen Modedrogen, aber vor allem das Rauchen, denn Nikotin ist eine Droge, und zwar die am meisten verbreitete auf der ganzen Welt. Daher ist es am wahrscheinlichsten, dass Ihr Kind später einmal, wenn es von einer Droge abhängig werden sollte, am ehesten von der Droge Nikotin abhängig wird – obwohl bei keiner Sucht die stoffliche Droge bei der Beendigung eine Rolle spielt, wenn man richtig vorbereitet an die Sache herangeht. Ob Sie Raucher oder Nichtraucher sind, spielt im Übrigen dabei keine Rolle. Es gibt viele Raucher, deren Elternteile beide Nichtraucher sind, genauso wie es ebenso viele Nichtraucher gibt, die durch das Rauchen Ihrer Eltern nie in die Versuchung kamen, mit dem Rauchen anzufangen.

Wie Sie später sehen werden, wird es Ihnen auch nicht viel nützen, wenn Sie ihrem Kind erklären, wie gesundheitsschädlich das Rauchen ist und welche schlimmen Folgen es für jeden Raucher haben kann. Das wissen alle Raucher, auch wenn viele es immer noch leugnen. Jedes Kind heutzutage weiß, dass Rauchen schädlich ist, trotzdem fangen immer mehr Jugendliche damit an. Und erwachsene Raucher können nicht aufhören. Es ist höchste Zeit, daran etwas zu ändern. Zunächst ist es aber notwendig zu verstehen, warum sich bisher kein Erfolg eingestellt hat?

3 Die Ursachen des bisherigen Misserfolges

Die Ursachen hierfür sind vielschichtig und hängen im Kern mit der bereits erwähnten falschen Einstellung und Sichtweise unserer Gesellschaft hinsichtlich Süchten im speziellen und dem Rauchen im besonderen zusammen. Diese Tatsache kann man auch an dem Vokabular, das unsere Gesellschaft verwendet, ablesen. Ich bin mir inzwischen sicher, dass diese falsche Sichtweise zu einem großen Teil gezielt gewollt ist, denn immerhin stecken hinter dem Rauchen ganz gewaltige finanzielle Interessen.

Der eigentliche Grund, warum das Rauchen insgesamt gesehen weiter boomt und mehr geraucht wird, ist simpel. Es ist schlicht und ergreifend die Tatsache, dass die Nachfrage nach Zigaretten weiter steigt. Also müssen wir die Nachfrage reduzieren, nicht das Angebot.

Dieser Sachverhalt ist offensichtlich so banal, dass niemand darauf kommt. Die ganze Gesellschaft wird hinters Licht geführt, auch die Nichtraucher, die den Mechanismus der Rauchsucht ohnehin meist nicht nachvollziehen wollen und können und sich nur wundern, wenn Ihre Kinder eines Tages selbst abhängig werden.

Die Gesamtnachfrage nach Zigaretten steigt aus drei Gründen:

A. Die erwachsenen, langjährigen Raucher, die aufhören wollen, scheitern zu ca. 95 Prozent. Der Grund ist eine völlig falsche Sichtweise der Rauchsucht und demnach entweder eine zum Scheitern verurteilte Vorgehensweise beim Aufhören oder die Akzeptanz des Rauchens an sich. Das heißt, dass sich aufgrund der falschen Sichtweise eine ungeheure politische und vor allem soziale Stabilität ergibt, so dass sich viele Raucher erst gar nicht mit dem Aufhören beschäftigen und sich ihrer Sucht bewusst werden. Nur aufgrund der falschen Sichtweise gegenüber dem Rauchen ist es überhaupt möglich, dass die wirkungslosen, herkömmlichen Rauchentwöhnungsmethoden Bestand haben und weiter nachgefragt werden. Hinzu kommen emotionsgeladene Nichtraucher, die sich teilweise in Vereinen organisieren und gutgemeinte, aber oft wirkungslose, oft sogar befremdliche Aktivitäten an den Tag legen und ebenso nur sehr wenig dazu beitragen, dass die Gesamtnachfrage nach Zigaretten sinkt. Sie erreichen eher, dass die soziale Stabilität der Rauchsucht erhöht wird und die Raucher einen weiteren Grund haben, in die Opposition zu gehen, sich ebenfalls zu organisieren und – weiterzurauchen.

B. Sollte es einem Raucher gelingen, sich dauerhaft aus der Sucht zu befreien, gibt es im gleichen Moment mindestens einen Jugendlichen, der entweder mit dem Rauchen anfängt oder seinen Verbrauch so steigert, dass in der Summe der gesamte Zigarettenverbrauch steigt. Die Suchtprävention beim Rauchen versagt also bisher völlig.

C. Das Rauchen ist staatlich stabil. Der Staat hat kein Interesse daran, dass das Rauchen spürbar reduziert wird. Das Rauchen erfreut sich also politischer, sozialer und auch noch staatlicher Stabilität, ein ungeheurer, festzementierter Block, wie er bei keiner anderen Sucht existiert. Dadurch erfolgen auch keine sinnvollen und effektiven Maßnahmen von staatlicher Seite, um die einzig erfolgversprechende Wirkung zu erzielen, wenn man der Meinung ist, dass ein Markt, in diesem Fall der Tabakmarkt, nicht mehr Bestand haben sollte. Das heißt im Klartext: Es werden also kaum Anstrengungen unternommen, die Nachfrage nach Zigaretten tatsächlich zu senken, sondern es werden stattdessen öffentliche Rauchverbote ausgesprochen und Rechtsprozesse gegen die Tabakindustrie geführt.

4   Rauchverbote und Rechtsprozesse als Lösung?

Ich stelle in diesem Kapitel daher die berechtigte Frage, ob Rauchverbote und Rechtsprozesse eine Lösung sind? Wenn nicht, sind Sie als Raucher wiederum der Gelackmeierte, denn was sollten Sie ansonsten davon haben? Nichts, außer dass Sie an vielen Orten auf Entzug gesetzt werden und der Staat eine „reine" Weste hat.

Um die gestellte Frage zu beantworten: Nein, natürlich sind Verbote und Prozesse keine Lösung. Warum sollten sie auch? Rauchverbote und Rechtsprozesse bekämpfen nur das Angebot an Zigaretten. Diese Tatsache ist betriebswirtschaftlich einfach unsinnig, denn ich kenne keinen Markt, auf dem das Angebot die Nachfrage steuert. Mehr als auf allen anderen Märkten steuert auf dem Tabakmarkt die Nachfrage das Angebot. Es werden nur deshalb Zigaretten produziert, weil geraucht wird.

Außerdem sind Verbote und Prozesse nur miese Scheingefechte politischer Art. Scheingefechte deshalb, damit erstens der Staat und die Politik Ihrer Pflicht in der Öffentlichkeit nachkommen, so zu tun, als ob sie an einer Reduzierung des Zigarettenverbrauchs interessiert seien, und zweitens, nichts weiter geschieht, als dass sich die Industrie mit gewaltigen Summen freikaufen und weiter produzieren kann. Das Gewissen auf beiden Seiten ist beruhigt, der Schein in der Öffentlichkeit gewahrt und der Raucher muss weiterrauchen – mit einem Unterschied: Er zahlt nun wieder mehr für seine Sucht, da die Rechtsprozesse ja einen Haufen Geld kosten und die Industrie nun wunderbare Argumente hat, die Preise zu erhöhen. Das wirklich Schizophrene dabei ist, dass der Staat, der gegen die Industrie prozessiert hat, im Gegenzug am meisten mit Tabak verdient, gerade in den letzten Jahren, in denen ist die Tabaksteuer kontinuierlich gestiegen ist. Sie betrug im Februar 2009 bei Zigaretten, dem größten Umsatztreiber, 83,3 Prozent, was bedeutet, dass der Staat fast drei Viertel am gesamten Tabakumsatz mitverdient[2].

Denken Sie doch einmal darüber nach, wie falsch die ganze Sache ist. Wenn eine Privatperson oder ein Staat der Meinung sind, dass Rauchen eine Sucht ist, schlimme Krankheiten verursacht und demnach gegen die Industrie klagt, wie kann dann als Lösung herauskommen, dass sich die Industrie freikauft und weiter produzieren darf? Ich trenne zwei Sachverhalte in diesem Zusammenhang ganz klar: Das eine ist, dass die Tabakindustrie eine Entschädigung dafür zahlen muss, weil den Tabakfirmen seit langem be-

---

[2] Siehe http://de.wikipedia.org/wiki/Tabaksteuer_(Deutschland)

kannt war, dass Rauchen süchtig macht und gesundheitsschädlich ist. Die Frage in diesem Zusammenhang ist aber, wie hoch diese Entschädigungen sein sollen? Denn ganz sicher ist, dass der Staat und die ganze Gesellschaft ebenfalls seit langem um die Gesundheitsschädigungen des Rauchens wussten, aber die Tabakkonzerne weiter produzieren durften – und *sollten*! Es besteht also eine ganz gehörige Mitschuld vieler anderer, die jahrelang nicht reagierten und auf die Zigarettenproduktion angewiesen waren und, wie wir ja wissen, mehr denn je sind. Der Staat müsste sich selbst verklagen, denn ich kenne keine andere Sucht, an dem der Staat soviel verdient wie an der Rauchsucht und demnach ein enormes finanzielles Interesse an der Fortführung der Produktion hatte und nach wie vor hat.

Der andere Punkt ist, dass die ganzen Prozesse nur eine Konsequenz haben können. Aufgrund der enormen Gesundheitsschädigungen, welche die Zigaretten verursachen, müsste die gesamte Herstellung verboten werden. Dies wird aber eben aus den geschilderten finanziellen Interessen heraus nie geschehen und hätte zudem ohnehin katastrophale Auswirkungen. Und ich möchte mir auch gar nicht vorstellen, wenn es plötzlich nicht mehr möglich wäre, auf legalem Wege Zigaretten zu kaufen. Millionen von Menschen wären nicht nur verzweifelt, sondern wir wären wieder zurück in den Zeiten der Prohibition. Der Schwarzmarkt würde boomen und die Preise ins Unermessliche steigen.

Anscheinend bemerkt aber kaum Jemand diese Zusammenhänge, denn ich höre und lese immer nur, wie wichtig Rauchverbote sind und dass die böse Zigarettenindustrie gehörig verklagt werden muss. Damit Sie mich nicht missverstehen, ich möchte keinesfalls die Zigarettenindustrie in Schutz nehmen, aber warum ist die Gesellschaft für einfache Zusammenhänge oft so blind? Ich bin Kaufmann und halte sehr viel von der einfachen Grundregel, dass die Nachfrage das Angebot steuert. Auf jedem Markt steuert die Nachfrage das Angebot, warum soll dies bei Süchten außer Kraft gesetzt sein und was versprechen sich die Kläger und Befürworter von Prozessen und Verboten? Leider wird dieses einfache Prinzip von Angebot und Nachfrage ständig „außer Betrieb gesetzt", zum Beispiel wenn der Staat, nur um Arbeitsplätze künstlich zu erhalten, veraltete Industriezweige oder Firmen subventioniert.

Genauso ist es bei der ganzen Aufregung um Big Brother. Sicherlich ist Ihnen diese Live-Reality-Show, die von den Niederlanden kam, auch ein Begriff. Einige Zeit werden Freiwillige in einem Wohncontainer eingeschlossen und mit Kameras rund um die Uhr beobachtet. Der Fernsehzuschauer kann quasi ins Wohnzimmer schauen. Sofort nach dem Start der Sendung in Deutschland wurde eine Klage eingereicht, um die Ausstrahlung zu verhindern, d.h. auch hier wurde versucht, das Angebot zu beschneiden. Warum? Wenn die Quoten niedrig wären, weil sich niemand für diese Sendung interessiert, würde sich auch in diesem Fall das Problem von alleine lösen.

Sicher, Big Brother und Rauchen kann man nicht ganz vergleichen. Wenn sich die Sendung jemand anschauen will, können Sie diese Person vermutlich kaum vom Gegenteil überzeugen, denn es ist letztendlich Geschmackssache. Beim Rauchen ist es anders, denn es ist keine Frage des Geschmacks und die überwiegende Mehrzahl der Raucher möchte aufhören. Außerdem wird an Big Brother niemand sterben – höchstens verdummt.

Ich will Ihnen damit aber klarmachen, dass *Sie* in einem Markt immer die Nachfrageseite mit anderen potentiellen „Kunden" bilden und *Sie* mit den anderen bestimmen, ob die Zigarettenindustrie weiter produzieren kann und mit dem Helfer Staat Milliarden Gewinne einfahren *darf*. Sie sollten lernen, die ganzen Sachverhalte immer als Markt zu sehen – keine Nachfrage, also auch kein Angebot, so einfach ist es. Überlegen Sie doch einmal, welche Macht Sie besitzen! Sie werden mit der richtigen Sichtweise lernen, diese Macht gerne auszuüben, indem Sie Süchte verstehen und insbesondere das Rauchen durchschauen werden.

Der Mechanismus jeder Drogensucht ist im Grunde immer gleich und tatsächlich einfach nachzuvollziehen. Wir können die Nachfrage nach Drogen allerdings nur dann wirkungsvoll stoppen, wenn sich die Sichtweise möglichst vieler Menschen grundlegend ändert.

Sie müssen lernen, sich von den gigantischen Einflüssen unserer Profitgesellschaft freizumachen, egal ob es um Tabletten und Pillen geht, um Alkohol oder Zigaretten.

Je mehr Menschen dazu fähig sind und diese Produkte kritisch betrachten, umso mehr wird sich unsere Gesellschaft positiv verändern. Aber egal wie viele Menschen künftig dazu fähig sein werden, wenn *Sie* dazu fähig sind, haben Sie für sich persönlich ein großes Stück Freiheit geschaffen, nämlich die Freiheit, wirklich so zu entscheiden und zu handeln, wie Sie es für richtig halten.

Selbstverständlich können Sie sich nicht vollständig den herrschenden Einflüssen der Gesellschaft entziehen. Das ist weder möglich noch wünschenswert. Mit Freiheit meine ich aber, dass Sie unantastbar werden, wenn es um Drogensüchte bzw. Süchte überhaupt geht und den Sachverhalt kritischer aus einem anderen Blickwinkel begreifen. Das ist nur möglich, wenn Sie die Hintergründe verstehen.

Es bleibt also festzuhalten: Es kann nicht sinnvoll sein, gegen die Industrie zu prozessieren. Der einzige Sinn wäre, wenn überhaupt, das prozessierte Geld einzusetzen, um Nichtraucherkampagnen mit einer professionellen Anti-Raucher-Werbung in Gang zu bringen, wobei festzuhalten ist, dass es alleine damit auch nicht getan wäre. Im Gegenteil, nur durch die Werbung alleine können Sie kein Raucher vom Rauchen abbringen, da er süchtig ist. Die Staaten hätten bei den ungeheuren Summen, die bisher erstritten wurden, allerdings nicht wenig Geld zur Verfügung, denn immerhin kauften sich z.B. die drei größten Zigarettenhersteller in den USA mit der schier unvorstellbaren Summe von ca. 320 Milliarden Euro als Beitrag zur Patientenversorgung frei und haben sich verpflichtet, weitere 13 Milliarden Euro jährlich in einen Spezialfonds zu zahlen.

Die ständigen, neuen Rauchverbote sind genauso wirkungslos und im wahrsten Sinne des Wortes als „rein politische" Handlungen zu betrachten, oder glauben Sie, dass Sie Ihren Zigarettenverbrauch reduzieren werden, nur weil sich wieder irgendwelche Politiker in der Öffentlichkeit als Samariter hervortun müssen? Sicherlich, das Hauptziel derartiger Rauchverbote ist es, den Schutz der Nichtraucher auszubauen und das Passivrauchen zu unterbinden bzw. zumindest einzuschränken. Ich verstehe vollkommen, dass sich Nichtraucher nicht gerne mit Rauch voll blasen lassen und Passivrauchen gesundheitsschädlich ist. Aber ich frage Sie: Was soll gesundheitsschädlich sein, wenn ich auf einem Flughafen stehe und auf das Flugzeug warte? Nichts, denn ich muss mich ja nicht unbedingt vor den Mund eines Rauchers stellen und sein Rauch mit inhalieren. Wenn Rauchverbote Ihren Zweck zum Schutze der Nichtraucher erfüllen, dann doch vor allem an Orten mit abgeschlossenen Räumen, in denen viel geraucht wird. Ich denke in diesem Zusammenhang z.B. an Kneipen und Restaurants. Die Umsetzung eines Rauchverbots wurde ja nun endlich durch das neue Nichtraucherschutzgesetz von der Politik angegangen, aber noch heute gibt es keine klaren und einheitlichen Regelungen. Es stecken einfach zu viele finanzielle Interessen dahinter.

Vor kurzem sah ich im Fernsehen eine Sendung, die u.a. darauf hinwies, dass Ehepartner von Rauchern mit einer deutlich höheren Krebsrate belastet sind. Inzwischen sei es sogar wissenschaftlich nachgewiesen, dass die Giftstoffe der Zigarette umso mehr wirkten, wenn nicht an ihr gezogen würde.

Dem armen Zuschauer wurde vermittelt, dass Passivrauchen schädlicher sei als das eigentliche Rauchen. Und selbst wenn dies wissenschaftlich sogar stimmen würde, was bringt diese Erkenntnis der Gesellschaft – und vor allem, was bringt es den Rauchern? Rein gar nichts, außer dass, wie so oft, Panik verbreitet und die, ohnehin schon emotionsgeladene Stimmung, weiter angeheizt wird, mit dem Ergebnis, dass der Raucher ein Argument mehr geliefert bekommen hat, weiter zu rauchen.

Gleichgültig ob es um Rechtsprozesse oder um Rauchverbote mit dem brisanten Thema Passivrauchen geht: Zum Großteil sollen diese Aktionen bewusst vom eigentlichen Problem ablenken, nämlich der mangelnden Motivation des Staates, wirklich an der Situation etwas ändern zu wollen. Allerdings frage ich mich mittlerweile immer mehr, angesichts der zahllosen unbefriedigenden Methoden zur Rauchentwöhnung, ob die gesamte Gesellschaft nicht tatsächlich einfach unfähig ist, an der Situation etwas ändern zu können? Vielleicht sind Rechtsprozesse gegen die Industrie und öffentliche Rauchverbote wirklich als Akt der Verzweiflungen zu interpretieren?

Sicher ist, dass vor allem die Raucher immer verzweifelter angesichts der dramatischen Situation werden. Ständig müssen sie sich anhören, welche Dummköpfe sie sind und werden auf Entzug gesetzt, weil sie sich, aber auch andere, durch Passivrauchen ruinieren oder sogar in den Tod treiben. Das Schlimmste dabei ist aber, dass dabei nicht nur die Zigarettenindustrie weiterhin gut verdient, sondern andere Industrien inzwischen kräftig mitverdienen. Die Nikotinindustrie mit Ihren Pflastern, Sprays und Pillen vorneweg, welche die gezüchteten, aufhörwilligen Raucher bedient. Der Raucher wandert zwischen beiden Industriezwiegen hin und her. Am Schluss ist er noch mehr Geld los, mit dem Unterschied, psychisch abhängiger zu sein, als vor seinen Aufhörversuchen.

5   Rauche und sei ein guter Bürger!

Ich habe vorhin in Erwägung gezogen, dass der Staat und die Politik möglicherweise an einer Lösung der Situation interessiert seien, aber nicht wüssten, wie sie es anstellen sollen. Diese Illusion muss ich Ihnen wieder nehmen. Seit Jahren passiert kaum etwas an wirkungsvollen Maßnahmen und letzten Endes hat keine Bundesregierung tatsächlich ein echtes Interesse, dass der Zigarettenverbrauch wirklich reduziert wird. Zu viel Geld an Steuereinnahmen steht immer noch auf dem Spiel.

Nehmen wir nur mal die Gesundheitsministerin (und Ex-Raucherin) der ehemaligen rot-grünen Bundesregierung, Frau Andrea Fischer. Sie klagte gegen das bis zum Jahr 2006 geplante Tabakwerbeverbot vor dem Europäischen Gerichtshof und führte damit die bereits 1998 eingereichte Klage der Kohl-Regierung fort. Wohlgemerkt, es handelte sich hierbei immerhin um die *Gesundheitsministerin*! Es ist kein Wunder, dass unser Staat ein gehöriges finanzielles Interesse an einem hohen Zigarettenverbrauch hat, denn die Tabaksteuer belief sich für 2008 immer noch auf 13,6[3] Milliarden Euro und ist damit eine der wichtigsten Steuern überhaupt. Daher subventioniert unser Staat auch die Herstellung des Tabaks in den Herstellungsländern, damit uns die Rauchwaren nicht ausgehen.

Inzwischen gilt es als relativ sicher, dass das Rauchen wohlfahrtsökonomisch als positiv zu betrachten ist, so traurig diese Tatsache auch ist. Der Staat verdient nicht nur an der Tabaksteuer, sondern hat durch die, im Vergleich zu den Nichtrauchern, frühere Sterblichkeit der Raucher, zudem eine Nettoersparnis bei der Rente[4]. Daran ändern auch die Kosten des Nichtrauchens nichts, z.B. die statistisch höheren Fehlquoten der Raucher am Arbeitsplatz oder Kosten durch Brände.

Ohne auf dieses komplexe Thema der gesamtwirtschaftlichen Betrachtung näher einzugehen, ist es natürlich fraglich, inwieweit die gesamten Kosten und Einsparungen richtig erfasst und vor allem bewertet werden können. Beispielsweise ist es ausgeschlossen, die großen psychischen und teilweise auch körperlichen Schmerzen zu gewichten und materiell auszudrücken, die z.B. bei einem Krebsleiden des Rauchers anfallen, und zwar für alle Beteiligten. Außerdem ist nicht immer eindeutig nachweisbar, ob bzw. welchen Einfluss das Rauchen auf die Erkrankung hatte.

Inzwischen kann man sogar davon ausgehen, dass die Raucher eine positive Auswirkung auf die Krankenkassenbeiträge haben, da für gewöhnlich Raucher aus Angst weniger zum Arzt gehen und schneller sterben, als ein Nichtraucher. Die Nichtraucher zahlen relativ gesehen weniger Beiträge ein, da sie im Durchschnitt älter werden, aber durch verschiedene, oft lange

---

[3] siehe http://www.zoll.de/b0_zoll_und_steuern/b0_verbrauchsteuern/e0_tabak/index.html
[4] Der Staat muss zwar bei den Rauchern einen vergleichsweise höheren Beitrag zu den Renten aufgrund Erwerbs- und Berufsunfähigkeit bzw. Invalidität aufbringen, hat aber durch die enormen Einsparungen bei der Altersrente insgesamt einen Nettospareffekt, siehe auch: von Laffert, Rauchen, Gesellschaft und Staat.

Krankheitsverläufe, gerade gegen Ende ihres Lebens, als Rentner hohe Kosten verursachen. Damit ist es geradezu lächerlich, als vor einigen Jahren auch noch die Krankenkassen gegen die Zigarettenindustrie klagen wollten.

Beweisen kann man den volkswirtschaftlichen Nutzen der Rauchsucht nicht, da die gesamten Geldströme nicht genau erfassbar sind, aber eines ist klar: Wenn man argumentiert, dass Rauchen gut für unsere Volkswirtschaft sei, hat dieser Befürworter unter Umständen sogar recht. Aber würde dieser Befürworter mit seiner Haltung auch einen Krieg beginnen, um wieder eine Boom-Phase des Wiederaufbaus analog dem zweiten Weltkrieg zu erleben, oder auf eine Naturkatastrophe hoffen!? Oder was würde er sagen, wenn Sie ihm vorschlagen, dass er sein zwölfjähriges Kind möglichst schnell zum Rauchen bringen soll, damit die Wirtschaft einen Nutzen hat? Er würde Sie vermutlich für komplett übergeschnappt halten, aber nichts anderes wünscht sich der Staat von Ihnen. Rauche und sei ein guter Bürger!

Am meisten ärgert mich aber inzwischen, wenn die Programmierung der Gehirne schon so weit vorangeschritten ist, dass selbst - oder gerade - die intelligentesten Raucher als Ausrede für Ihre Sucht anbringen, dass sie unserem Staat einen guten Dienst erweisen würden und wir alle froh sein sollen, dass es Raucher gibt. Für mich war gerade diese Vorstellung am Schluss meines Raucherlebens unerträglich, dreißig Jahre oder mehr gearbeitet zu haben, unserem Staat Steuern in riesigen Summen überwiesen zu haben, ein Leben lang brav in die Sozial-, insbesondere Rentenversicherung horrende Beiträge eingezahlt zu haben, um mich dann sechs Monate nach Rentenantritt ohne langwierigen Krankenhausaufenthalt zu verabschieden. Denken Sie an Ihr eigenes Leben und seien Sie zugleich beruhigt:

Es ist sicher, dass es für eine Gesellschaft nichts Besseres gibt,
als ohne Drogensucht zu leben.

Ich könnte jetzt den Satz schreiben „Rauchen ist eine Illusion, hören Sie damit auf!" und die Abhandlung beenden. Es ist aber weit mehr notwendig, um Sie tatsächlich von der Richtigkeit dieser Aussage zu überzeugen. Vielleicht kann ich Ihnen mit einem Beispiel aus der Tierwelt verdeutlichen, was ich meine.

6   Gorillas rauchen nicht

Warum glauben Sie, dass Gorillas nicht rauchen? Stellen Sie sich einmal einen Gorilla vor, der statt einer Banane eine Zigarette hält und daran zieht. Was würden Sie denken und vor allem, was würden die anderen Gorillas bloß denken? Ich kann mir bildlich deren verdutztes Gesicht im Urwald vorstellen, wenn in einer Lichtung, in der die Gorillas herumstehen einer davon, lässig an den Baum gelehnt, plötzlich eine Zigarette hervorzieht und sie locker in den Mund schiebt. Die Frage ist aber nicht nur, wie der Gorilla auf die Idee kam, sich Gift zu verabreichen, d.h. wie es möglich war, dass sein natürlicher Instinkt versagte, sondern ob der erste rauchende Gorilla seine Artgenossen vom Rauchen überzeugen könnte?

Ich bin mir sicher, dass er das könnte, auch wenn der natürliche Instinkt der Gorillas sofort Alarm schlagen müsste, um sie vor dem Gift zu warnen. Ein Gorilla würde, seinem natürlichen Instinkt folgend, normalerweise erst gar nicht an der Zigarette ziehen, da sein Geschmacks- und Geruchssinn bereits vorher das Gift erkennen würde. Andererseits ist der Nachahmungstrieb bei Tieren mindestens genauso ausgeprägt, wie es bei den Menschen der Fall ist, und wenn ein zweiter Gorilla eine Zigarette geraucht hat, ist es gut möglich, dass immer mehr seiner Artgenossen das Rauchen nachahmen und süchtig würden – ein nicht mehr enden wollender Domino-Effekt würde eintreten und das Rauchen würde sich genauso wie es bei uns der Fall war verbreiten. Je mehr Gorillas süchtig würden und rauchten, umso klarer wäre es für die verbleibenden nichtrauchenden Gorillas, dass Ihnen etwas entgehen würde. Ich bin sicher, dass sich das Rauchen vor allem deshalb durchsetzen würde, weil der erste rauchende Gorilla eine starke Vorbildfunktion für die aufwachsenden Gorillas einnehmen würde, bei denen der Nachahmungstrieb sehr viel stärker ausgeprägt ist, um von den Eltern zu lernen und im Urwald überleben zu können.

Jede Drogensucht kann sich also nur dann durchsetzen, wenn bei einem „Artgenossen" der natürliche Instinkt versagt hat und bei allen nachfolgenden der Nachahmungstrieb größer ist als der natürliche Instinkt. Und das wird bei den jungen Artgenossen früher oder später der Fall sein.

Das Modell der süchtigen Gorillas scheitert jedoch an dem ersten rauchenden Gorilla, denn diesen würde es nicht geben bzw. gibt es ja auch tatsächlich nicht. Es gibt ihn genauso wenig wie einen alkoholkranken oder einen heroinsüchtigen Gorilla.

Es ist für mich daher absolut klar, dass die Gorillas und alle anderen Tiere in dieser Hinsicht schlauer sind, als die gesamte Menschheit zusammen. Ein Gift könnte sich in der Tierwelt nie durchsetzen, da dies von der Logik her die Konsequenz hätte, dass sich auch weitere Gifte durchsetzen könnten und die Rasse vom Aussterben bedroht wäre. Daher ist es sicher, dass nur in unserer Gesellschaftsform Drogensüchte entstehen können, denn einzig und allein ein so hochentwickeltes Lebewesen wie der Mensch kommt auf die verrückte Idee, Drogen und Gifte anzupreisen und alles daranzusetzen, dass Menschen rauchen. Dadurch können Zigaretten in Fabriken hergestellt werden und sowohl die Industrie, als auch der Staat verdient gut. Im Hintergrund steht einzig und alleine ein riesiges finanzielles Interesse, nicht mehr und nicht weniger.

Die Tatsache, dass es überhaupt Menschen gab, die mit dem Rauchen begannen, ist nur in unserer sogenannten „hochentwickelten" Gesellschaft möglich, in der die Nachfrage nach einem bestimmten Produkt durch massive Einflüsse jeder Art erst geweckt wird – und immer steht ein gewaltiges finanzielles Interesse dahinter. Und wenn Sie die Entwicklung unserer Gesellschaft beobachten, müssen Sie zugeben, dass diese Macht von Einflüssen aller Art ständig wächst, egal ob es um Handys; Süßigkeiten oder um andere Produkte geht.

Wie stark diese Macht der Beeinflussung ist, bekommen wir tagtäglich in allen möglichen Ausprägungen zu sehen. Unsere Kinder sind genauso das Produkt der Gesellschaft, so wie wir es auch sind. Von frühester Kindheit an wurde der Generation meiner Großeltern und Eltern in das Gehirn ein Programm installiert, welches den Alkohol, vor allem aber das Rauchen, als eine wünschenswerte und tolle Sache ansieht. Das Rauchen wurde, und wird mehr denn je, von der Industrie mit massiver Werbung gesellschaftsfähig gemacht und durch einen großen Teil der Menschen gesellschaftsfähig gehalten. Diese Einflüsse sind mit allen Menschen tief verwurzelt, ob Raucher oder Nichtraucher. Auch der Nichtraucher erinnert sich bestimmt an das HB-Männchen oder kennt die grenzenlose Freiheit des Marlboro-Cowboys, der, Ironie des Schicksals, an Lungenkrebs sterben musste.

Die Zigarettenwerbung war allerdings nur der Auslöser, um die Zigarette gesellschaftsfähig zu machen. Viel tiefer sind die Eindrücke, die wir unbewusst ständig aufnehmen, insbesondere für unsere Jugendliche. Da sind rauchende Vorbilder wie Schauspieler, Musiker, Reporter und sogar Sportler, genauso wie rauchende Politiker. Diese Menschen sehen wir als Vorbilder an und glauben, dass das Rauchen einfach Vorteile bieten muss, warum um alles in der Welt sollte ansonsten ein intelligenter Mensch rauchen? Aber nicht nur dies, die ganz bestimmten Situationen, in denen uns etwas vorgeraucht wird, sind es, die sich tief in unser Programm einprägen.

Inzwischen frage ich mich immer mehr, inwieweit die Tabak-Lobby hinter bestimmten Büchern, Zeitungsartikeln und Forschungsergebnissen steckt. Die Macht dieser Industrie mit seinem Helfer, dem Staat, ist zweifelsohne gigantisch, denn wie kann es ansonsten sein, dass die gesamte Gesellschaft mit Millionen von abhängigen Rauchern und überzeugten Nichtrauchern nach wie vor an der Illusion des Rauchens festhält?

In unserer Zeit überragt die Macht des Geldes immer deutlicher alle anderen Qualitäten, insbesondere die Qualität unseres Lebens. Wir sind mehr denn je damit beschäftigt, unseren materiellen Lebensstandard zu erhalten bzw. weiter auszubauen und die, in uns geweckten Bedürfnisse, zu befriedigen. Es muss die Markenjeans sein, ein tolles Auto, drei Urlaube im Jahr, usw. usw. Hauptsache es fehlt uns an nichts. Und sind wir krank, wird uns jeden Tag eingehämmert, dass es für jede Krankheit die richtige Pille oder das geeignete Sälbchen gibt.

Ich will damit in keiner Weise sagen, dass ich nicht auch einen hohen materiellen Lebensstandard bevorzuge, aber nicht mehr um den Preis einer geringeren Lebensqualität. Aber genau das tun Sie, wenn Sie ihr Leben lang rauchen und nie davon wegkommen und genau das tun Sie auch, wenn Sie zuviel Alkohol trinken und bei jeder Befindlichkeitsstörung Tabletten und Pillen schlucken.

Eine Sucht hat in zwei Fällen keine Chance:

A. Entweder erkennt Ihr natürlicher Instinkt, wie bei den Gorillas, dass die Zigarette giftig ist und hält Sie vom rauchen ab, oder

B. Sie durchschauen den Mechanismus von Drogensüchten, insbesondere der Rauchsucht. Dies ist nur möglich, wenn Sie die richtige Sichtweise gegenüber dem Rauchen haben und dementsprechend die richtige Vorgehensweise beim Aufhören wählen.

7   Sucht ist Sucht

Nehmen Sie die simple Tatsache zur Kenntnis, dass prinzipiell jede Gesellschaft und jedes Lebewesen süchtig werden kann, unter der Voraussetzung, dass nur ein einziges Lebewesen seiner Art damit anfängt. Der mächtige Nachahmungstrieb, gestützt durch die massiven Einflüsse auf unser Suchtprogramm, wird den Schneeball ins Rollen bringen.

Es ist verblüffend, wie die Süchtigen gegenseitig aufeinander herabschauen. Daran zeigt sich besonders die verschrobene Sichtweise unserer Gesellschaft gegenüber Drogensüchten. Ich war nie überrascht, wenn ein Nichtraucher auf einen Raucher abwertend herabgeschaut hat, nach dem Motto „schau her, du Trottel, mir kann das nicht passieren, ich bin ja viel intelligenter als du und nicht süchtig“. Diese Sichtweise ist allerdings weniger intelligent als es das Rauchen jemals war. Süchte, und im Besonderen das Rauchen, hatten noch nie etwas mit einem hohen IQ zu tun.

Genauso wenig überrascht bin ich, dass Raucher wiederum auf Alkoholiker herabschauen. Dies hat einen Grund. Die Raucher sind der Meinung, dass es sich beim Rauchen nur um ein dummes Laster handelt, um eine dumme Gewohnheit. Außerdem sind Raucher voll in die Gesellschaft integriert und oftmals sehr leistungsfähig und beruflich erfolgreich. Rauchen hat keine toxikologischen Auswirkungen mit unmittelbaren Bewusstseinsänderungen, während dies beim Alkohol der Fall ist.

Alkoholiker stürzen oft sehr schnell in der Gesellschaft nach unten ab, andererseits gibt es eine Menge Alkoholiker, die genauso unauffällig Ihrem Beruf nachgehen und erfolgreich sind – aber trotzdem als Alkoholiker eingestuft werden müssen. Die Raucher jedenfalls können auf die Alkoholiker nicht herabschauen, zumal nicht selten beide Süchte in einer Person liegen. Der Raucher ist kein bisschen besser als der Alkoholiker, denn *beide sind drogensüchtig und abhängig.* Nehmen Sie das zur Kenntnis.

Verblüffend fand ich es aber wirklich, wie selbst ein Raucher auf einen anderen Raucher herabsieht. Testen Sie sich einmal selbst. Sind Sie nicht auch der Meinung, dass Sie viel gesünder aussehen, als der rauchende Nachbar von nebenan? Oder denken Sie nicht auch, dass Sie weniger süchtig sind als andere Raucher? Finden Sie auch, dass Sie eine bessere Hautfarbe haben, als der blasse Kettenraucher im Erdgeschoss?

Vielleicht kennen Sie die Ausstellung Körperwelten, in der präparierte Menschen als Plastinate zu sehen sind. Kurz bevor ich Nichtraucher wurde, war ich in dieser Ausstellung, und es ist klar, dass mich insbesondere die schwarzen Lungen der Raucher zugleich erschreckten, als auch faszinierten. Ich verstehe es selbst nicht ganz, wie es möglich war, dass das Bild der schwarzen Lungen eines Rauchers sich dermaßen in mein Gehirn einprägen konnte. Als ich später bestimmt fünf Rauchern das Buch zur Ausstellung zeigte, war die erste Reaktion bei allen genau identisch: „Meine Lunge sieht nicht so aus". Auch ich dachte dies im allerersten Moment, bis mir klar wurde, dass ich kein anderer Raucher bin, als all die anderen Millionen von Rauchern auch. Warum sollte ausgerechnet meine Lunge nach 200 000 Zigaretten besser aussehen, als die Lunge eines anderen Rauchers mit 200 000 Zigaretten? Ich weiß inzwischen, dass diese Erkenntnis, d.h. die Ehrlichkeit mir selbst gegenüber, den Ausschlag gab, mich intensiv mit dem Aufhören zu beschäftigen. Es brachte quasi das Fass zum Überlaufen und es könnte durchaus sein, dass ich ohne den Besuch dieser Ausstellung heute noch Raucher wäre und den Kopf in den Sand stecken würde. Dem guten Freund, der mir diese Eintrittskarten geschenkt hat, bin ich ewig dankbar.

Damit will ich unter keinen Umständen behaupten, dass Ihnen das Anschauen derartiger Lungen das Aufhören erleichtert, im Gegenteil, es wird Sie nur in Stress und Angst versetzen. Dadurch bin ich also nicht Nichtraucher geworden, aber ohne diesen Anblick wäre ich vielleicht weiter Vogel Strauss geblieben. Der Anblick der Raucherlungen hat meinen ganz persönlichen Leidensdruck stark erhöht.

Sie sollten sich bewusst machen, dass Sie ein Raucher unter vielen sind, und zwar mit dem gleichen Erkrankungsrisiko, wie alle anderen Raucher auch. Ebenso gehört zu dieser Betrachtung natürlich auch, dass Sie es genauso leicht und sicher schaffen können, nie mehr zu rauchen, wie ich und viele andere Nichtraucher vor Ihnen. Sie sind nicht anders als all die anderen Raucher, die erfolgreich aufgehört haben, das denken Sie nur im Moment, so wie auch ich felsenfest überzeugt war, immer rauchen zu müssen. Wenn Sie aber das Rauchen durchschaut haben, können Sie nie mehr rückfällig werden.

Das Rauchen und auch der Alkoholismus ist im Übrigen keine Frage einer bestimmten Gesellschaftsschicht. Der ehemalige Bundeskanzler Helmut Schmidt rauchte genauso wie der Obdachlose unter der Brücke. Dasselbe gilt in Bezug auf den Alkohol. Ich möchte nicht wissen, wie viele Manager in unseren Firmen schon längst alkoholkrank sind und sich weiter etwas vormachen. Außerdem müssen Sie sich immer vergegenwärtigen, dass der alkoholkranke Obdachlose erst durch die Droge Alkohol in diese Situation kam, er wurde nicht obdachlos geboren.

Raucher vergleichen sich ständig mit anderen Rauchern und machen sich permanent etwas vor. Ehrlichkeit ist daher eine wichtige Voraussetzung, um sicher Nichtraucher zu werden. Eines steht für mich fest: Es gilt zwar nach wie vor der Leitsatz „wer heilt hat recht", trotzdem gibt es grundsätzlich nur eine richtige Sichtweise und eine richtige Vorgehensweise, wenn Sie sich mit dem Nichtrauchen beschäftigen und mit großer Sicherheit ans Ziel kommen wollen. Egal wie es jemand anstellt, er muss Ihnen klarmachen, dass das Rauchen eine einzige Illusion ist, so wie es jede Sucht ist. Diese Erkenntnis ist streng genommen simpel, vielleicht schon wieder so simpel, dass sie die meisten Menschen ignorieren.

Vielleicht lesen dieses Buch auch Politiker und ich kann sie überzeugen, dass die gesamte Gesellschaft ohne die Rauchsucht einen Wohlfahrtsgewinn verbuchen würde, und zwar schon alleine aus der Tatsache heraus, dass fast niemand wirklich rauchen will. Überlegen Sie doch einmal: Die Nichtraucher wollen nicht rauchen und 85 Prozent aller Raucher wollen früher oder später aufhören, schaffen es aber leider nicht. Kein Kind und kein Jugendlicher plant, mit dem Rauchen anzufangen, die meisten Kinder sagen, dass sie niemals anfangen werden und wollen, da sie das Rauchen verabscheuen. Schon alleine die Tatsache, dass nicht einmal der eingefleischteste Kettenraucher will, dass sein Kind mit dem Rauchen anfängt, sollte uns dazu veranlassen, alles zu tun, um das Rauchen spürbar zu vermindern. Obwohl das Rauchen die Drogensucht Nummer 1 auf unserem Planeten ist, wird es immer noch nicht so gesehen.

Machen Sie sich klar, dass Nikotin zusammen mit Ihrem Rauchprogramm in Ihrem Gehirn zur Droge wird und Sie nur deshalb rauchen, weil Sie rauchsüchtig sind und weiterrauchen *müssen*! Wäre es für Sie so einfach gewesen aufzuhören, würden Sie dieses Buch nicht lesen. Genauso wie ein Alkoholiker von unserer Gesellschaft als *alkoholkrank* eingestuft wird, im Übrigen ob er will oder nicht, stufe ich einen Raucher daher als *rauchkrank* ein, und zwar nach meiner Definition sowohl ein Kettenraucher mit einhundert Zigaretten täglich, ebenso wie ein Gelegenheitsraucher mit einer Zigarette pro Tag. Warum ich das so sehe, wird Ihnen noch klar werden.

Ich bin seit vielen Jahren in einem Industriebetrieb tätig und unter anderem auch für das Personalwesen verantwortlich. Ist es nicht verwunderlich, dass, sobald nur der Verdacht auf Alkoholismus am Arbeitsplatz vorliegt, alle Hebel in Bewegung gesetzt werden, um den eventuellen Alkoholiker zu kurieren, gleichzeitig aber in derselben Firma hunderte Drogensüchtige, nämlich Raucher, herumlaufen, die auch krank sind und die Hilfe dringend benötigten? Diese Tatsache kümmert niemanden, warum auch, der Raucher verursacht im Moment ja keinen sichtbaren Schaden.

Dies ist aber der größte Irrtum, den Sie haben können! Jeder Raucher verursacht jeden Tag einen neuen Schaden, und wenn es nur einen Schaden gegen sich selbst ist. Täglich sterben tausende Raucher, pro Jahr weltweit mindestens fünf Millionen, nur an den direkten Folgen des Rauchens. Das sind deutlich mehr Todesfälle als es bei Alkoholikern der Fall ist. In Deutschland gibt es zurzeit ungefähr 17 Millionen Raucher und ca. 4 Millionen Alkoholiker – Tendenz allerdings steigend. Die Rauchsucht verursacht wesentlich mehr Leid als der Alkohol, jedoch nicht auf den ersten Blick, weil der Alkohol eine direkte toxikologische Wirkung hat und unmittelbare, sichtbare Auswirkungen auf das Leben des Trinkers und seiner Umwelt hat, die Zigarette jedoch nicht. Die Tatsache, dass die Folgen beim Rauchen oft erst nach Jahrzehnten sichtbar werden, macht das Ganze so gefährlich.

Die Schicksale von Alkoholikern sind schlimm, keine Frage. Der Unterschied zum Rauchen ist, dass der Absturz bei Trinkern oftmals sehr schnell und für alle sichtbar von statten geht, zudem mit schlimmen Auswirkungen auf die Angehörigen verbunden ist. Obwohl die Auswirkungen des Alkoholismus für die gesamte Gesellschaft sichtbar sind, werden wir bei jeder Gelegenheit massiv weiter programmiert. Wie sollte ich da erwarten, dass es beim Rauchen anders sei? Der Abgang des Trinkers ist laut und sichtbar, wenn am Straßenrand der Landstreicher sitzt oder der ehemalige Sachbearbeiter seinen Job nicht mehr ausüben kann. Trotzdem interessiert es die Gesellschaft wenig. Das Leid eines Rauchers, der sich eine tödliche Erkrankung eingefangen hat, geht in aller Stille vor sich. Der Raucher hat vielleicht zwanzig oder dreißig Jahre zuverlässig und voller Engagement gearbeitet, sein Abgang ist weniger spektakulär als bei jedem anderen Drogenabhängigen und wird inzwischen als so normal angesehen und hingenommen, wie es leider inzwischen eben bei Krebserkrankungen oder anderen Zivilisationskrankheiten der Fall ist. Das ist das Gefährlichste am Rauchen. Meistens treten die Folgen der Sucht, wie gesagt, erst Jahrzehnte später auf und viele Erkrankungen werden (noch) nicht mit dem Rauchen in Zusammenhang gebracht. Warum auch, es ist viel einfacher sich zu trösten, dass es vielleicht doch nicht am Rauchen lag. Dreißig Jahre hat der Raucher im Prinzip nur sich selbst ganz langsam ruiniert, aber keine Familie ins Unglück gestürzt. Eben bis zu seiner Erkrankung oder seinem Tod!

Ich will Ihnen keine Moralpredigt über die Gesundheitsgefahren des Rauchens halten. Sie wissen, wie gefährlich das Rauchen ist, vermutlich wollen Sie deshalb auch aufhören. Daher werde ich im gesamten Verlauf des Buches nur wenig den Gesundheitsaspekt in den Vordergrund stellen, zumal die Steigerung meiner Gesundheit, für mich zumindest, nicht der unmittelbar entscheidende Gewinn war, als ich Nichtraucher wurde.

Das Rauchen ist für mich eine Volkskrankheit und mein Ziel ist es, möglichst viele Menschen davon zu heilen. Jedem Raucher, dem das wunderbare Gefühl nicht zuteil wird, von dieser Krankheit befreit zu werden, entgeht etwas Großartiges. Daher lassen Sie uns beginnen, Sie von der Volkskrankheit Nummer 1 zu kurieren, nicht zuletzt, um Ihnen die Lebensqualität zurückzugeben, die Sie schon lange haben könnten. Zunächst müssen wir aber klären, um welche Sucht es sich dabei eigentlich handelt?

8   Nikotinsucht oder Rauchsucht?

Zunächst sollten wir uns fragen, wie man grundsätzlich Sucht definiert. Für mich ist ein Mensch dann als süchtig zu betrachten, wenn er sein Handeln nicht mehr kontrollieren kann, d.h., wenn er in bestimmten Situationen den unwiderstehlichen Drang bekommt, diese bestimmte Handlung, koste es was es wolle, ausführen zu müssen – und tatsächlich ausführt. Diesen *Verlust der Eigenkontrolle* ist vor allem, neben weiteren gravierenden Nachteilen, gleichbedeutend mit dem *Verlust an Freiheit*. Der Süchtige bestimmt nicht mehr selbst sein Handeln, sondern alleine seine Abhängigkeit zwingt ihn immer wieder seiner Sucht nachzugeben, er kann einfach nicht anders. Richtig wäre es zu sagen: *Er glaubt, nicht anders zu können.*

Diese Suchtdefinition beinhaltet als Ursprung die psychische Abhängigkeit, die für mich der alleinige Gradmesser ist, ob und inwieweit jemand süchtig ist. Wenn Sie z.B. jeden Tag nach der Arbeit grundsätzlich ein Bier trinken *müssen*, sind Sie psychisch abhängig, d.h. süchtig. Ein Bier zu trinken ist natürlich nicht schlimm, die Grenze kann aber schneller überschritten werden als viele denken. Vor allem werden Sie sich nie und nimmer als süchtig einstufen, warum auch?

Es bestehen in immer mehr Situationen keine Wahlmöglichkeiten mehr. Der Raucher muss rauchen, der Alkoholiker muss trinken, der Spielsüchtige muss spielen, etc. Vielleicht denken Sie, dass Sie nicht süchtig sind und Sie sich das Rauchen mit Hilfe dieses Buches „nur" abgewöhnen wollen. In diesem Fall muss ich Sie gleich zu Beginn enttäuschen, denn Sie können sich das Rauchen nicht abgewöhnen. Der Grund ist, dass Sie sich das Rauchen nie angewöhnt haben – Sie sind „lediglich" süchtig geworden.

Die Tabakindustrie hat sich bisher geweigert, anzuerkennen, dass Nikotin süchtig macht. Inzwischen hat sie sich dem Druck der Gesellschaft gebeugt und ihre Meinung widerrufen, allerdings mit dem Wissen, dass es die Gesellschaft im Grunde nicht weiter interessiert und genauso weitergeraucht wird wie bisher. Das Schlimmste an der ganzen Sache aber ist, dass die Tabakindustrie recht hatte: Nikotin alleine macht nicht süchtig!

Sie sind also, aus welchen Gründen auch immer, von der *Zigarette* abhängig geworden (nicht vom Nikotin, das waren Sie nie). Im weiteren Verlauf des Buches werde ich daher nur noch von der Rauchsucht sprechen. Das ist der Überbegriff zur Nikotinsucht und damit nicht nur umfassender, sondern auch treffender. Wie Sie später noch sehen werden, ist das Nikotin zwar daran beteiligt, dass Sie jetzt dieses Buch lesen und rauchen, es ist aber nicht das eigentliche Kernproblem beim Aufhören, also auch nicht das wirkliche Problem, wenn es um die Frage geht, warum Sie weiterrauchen und bisher nicht aufhören konnten.

Der Kernpunkt ist alleine Ihre psychische Abhängigkeit von der Zigarette, denn es geht nicht nur um die Zuführung von Nikotin, sondern um alles, was mit einer Zigarette zu tun hat, also z.B. um das Ausblasen des Rauches, um das lässige Abnippen der Asche, es geht vor allem für Jugendliche darum, „dazu zu gehören", etwas in der Hand zu halten, um die eigene Unsicherheit überspielen zu können, und es geht darum, wie der Jugendliche seine Zigarette im Mundwinkel oder in der Hand hält, usw. Ginge es „nur" um die Nikotinsucht, könnten Sie ja auch einfach einen Nikotinkaugummi kauen und auf Ihre Zigarette verzichten. Es ist aber inzwischen unumstritten, dass derartige Nikotinprodukte nur bedingt als Ersatz für die Zigarette von einem Raucher anerkannt werden, vor allem weil der Kick durch das Inhalieren fehlt.

Für mich war die Gesundheit zwar der Auslöser, mich intensiver mit dem Nichtrauchen zu beschäftigen, letztendlich war es aber nicht der wichtigste Grund, dass ich tatsächlich für immer aufhören konnte. Der Hauptgrund war, dass ich frei bin und nie mehr drogensüchtig werden kann, um welche Drogensucht es sich auch handeln mag. Aber nicht nur die Freiheit verschaffte mir die Motivation, nie mehr zu rauchen. Es waren alle Kriterien zusammen, die eine höhere Lebensqualität versprachen. Und sie haben Wort gehalten.

9 Lebensqualität

Wir alle streben nach einer hohen Lebensqualität, obwohl die meisten Menschen inzwischen Lebensqualität mit materiellem Lebensstandard verwechseln. Ich definiere Lebensqualität ganz einfach als Gradmesser der Qualität unseres *gesamten* Lebens. Für jeden Menschen mag die Lebensqualität andere Kriterien beinhalten. Für mich beinhaltet die Qualität unseres Lebens neben dem materiellen Lebensstandard vor allem den immateriellen Lebensstandard. Insgesamt verstehe ich daher unter Lebensqualität: *Gesundheit (physisch und psychisch), Freiheit (materiell und immateriell), Selbstachtung, Selbstvertrauen, glückliche Partnerschaft (und gesunde Kinder) und gute Freunde.* Unsere Gesellschaft sollte sich einmal vor Augen halten, dass genau diese Dinge, die am wertvollsten für uns alle sind (bzw. sein sollten) und unsere hohe Lebensqualität ausmachen, nicht käuflich und daher unbezahlbar sind. Sie sind tatsächlich unbezahlbar, es gibt sie nämlich kostenlos!

Leider erfüllen die meisten Menschen, gerade oder trotz unserer heutigen Zeit, nicht einmal die Hälfte dieser Kriterien und führen daher ein Leben von geringerer Qualität. Dabei spielt es keine Rolle, ob diese Menschen vermögend sind oder nicht. Gerade vermögende Menschen mit einem hohen materiellen Lebensstandard führen häufig ein Leben von geringer Qualität.

Alle diese Kriterien sind miteinander verknüpft und die Grundpfeiler unseres Lebens. Sie bestimmen, ob wir ein zufriedenes und glückliches Leben führen können. Der materielle Lebensstandard steht dabei zunächst ganz hinten in der Kette, was keine Abwertung der Bedeutung des Geldes beinhalten soll. Ich will damit aber zum Ausdruck bringen, dass sich materieller Wohlstand automatisch ergibt, wenn wir es schaffen, unserem Leben eine hohe (immaterielle) Qualität zu geben. In diesem Fall sind wir zu großen Leistungen befähigt und motiviert, nicht zuletzt, weil wir den Beruf ausüben, den wir auch wirklich ausüben wollen.

In diesem Zusammenhang möchte ich betonen, dass es ganz entscheidend von der subjektiven Einschätzung eines Menschen abhängt, ob er sich gesund fühlt, ob er sich frei fühlt, ob er denkt, dass er sich seine Selbstachtung bewahrt hat und ob er sich für selbstbewusst hält. Letztendlich entscheidet der einzelne Mensch über seine Lebensqualität, vor allem aber entscheidet nur er für sich subjektiv, wie hoch er seine Lebensqualität sieht und ob er damit zufrieden ist.

Vielleicht fragen Sie sich, warum ich auf die Lebensqualität so ausführlich eingehe? Es ist ganz einfach. Wie Sie später noch sehen werden, *hängt die Güte der Qualität unseres Lebens ganz entscheidend mit dem Nichtrauchen zusammen.* Die Freiheit spielt eine wichtige Rolle beim Nichtrauchen, aber natürlich in direkter Weise auch die Gesundheit. Sie ist für absolut jeden Menschen das Wichtigste im Leben und ist unser höchstes Gut. Die zentrale Frage unseres Lebens ist es also, wie wir es schaffen, gesund zu leben.

Für die meisten Menschen sind diese Sätze nichts Neues. Das Problem ist nur, dass sich viele Menschen nicht danach richten bzw. erst in einem zu späten Stadium den wirklichen Wert ihrer Gesundheit entdecken, nämlich dann, wenn sie sich eine ernstliche Erkrankung eingefangen haben, die im schlimmsten Fall nicht mehr oder nicht mehr vollständig heilbar ist und über kurz oder lang zum Tod führt.

Um ein Missverständnis von vornherein auszuschließen: Ich weiß, dass einem Raucher seine Gesundheit nicht weniger wert ist als einem Nichtraucher. Ganz im Gegenteil, je mehr ein Raucher in der Falle sitzt und je abhängiger er ist, umso bewusster ist ihm, dass er ungesund lebt. Das Problem ist aber, dass der Raucher einfach süchtig ist und nicht weiß, wie er von der Zigarette wegkommen kann. Daher ist die Gefahr groß, dass er mit der Zeit immer mehr den Kopf in den Sand steckt und es sich einfach nicht mehr leisten kann, intensiver über seine Gesundheit nachzudenken.

Ein weiterer großer Irrtum liegt vor, wenn ein Raucher tatsächlich versucht, ausschließlich aus gesundheitlichen Gründen mit dem Rauchen aufzuhören. Leider wird es ihm kaum gelingen, mit dem Rauchen dauerhaft aufzuhören, wenn er dies „nur" aufgrund seiner Gesundheit macht. Auf der anderen Seite steht fest, dass jegliche Beeinträchtigung der Gesundheit immer eine Minderung seiner Lebensqualität bedeutet. Dies ist die Crux bei jeder Sucht. Selbst wenn Sie erkannt haben, dass Sie Ihrer Gesundheit mit dem Rauchen schaden, gelingt es, wie gesagt, den wenigsten, sich dauerhaft davon zu befreien.

10   Gesundheit

Gerade die Raucher, die sich bereits eine Erkrankung eingefangen haben, sei es durch das Rauchen oder aus anderen Gründen und dringend mit dem Rauchen aufhören müssten, tun sich besonders schwer. Ein schlechter Gesundheitszustand steht dem Ziel entgegen, Nichtraucher zu werden, weil diese Raucher in diesen Momenten besonders großen Ängsten und Stress ausgesetzt sind und Ihre Krücke mehr denn je brauchen. Außerdem fehlt kranken Rauchern oft die Motivation, weil sie keinen Sinn mehr sehen, mit dem Rauchen aufzuhören.

Die Gesundheit als unser höchstes Gut ist die Basis einer hohen Lebensqualität und vor allem deshalb so kostbar, weil man sie ein Leben lang erhalten muss. Ich verstehe unter Gesundheit das physische und psychische Wohlbefinden eines Menschen. Das physische Wohlbefinden eines Menschen kann objektiv anhand der ärztlichen Diagnose beurteilt werden, z.B. wenn bei einem Patienten Krebs, Bronchitis, oder auch einfach nur eine Grippe diagnostiziert wird. Bei dem psychischen Wohlbefinden wird es schon wesentlich subjektiver. Ob ein Mensch psychisch krank ist oder nicht, hängt meist von der eigenen subjektiven Beurteilung ab. Die Formulierung „psychisch krank" könnte Sie jetzt dazu verleiten, davon auszugehen, ich meinte damit nur solche Personen, wie sie in der herkömmlichen psychologischen Praxis definiert werden, also z.B. neurotische Menschen, etc. Ich meine aber damit auch alle Menschen, die von Drogen abhängig oder anderweitig süchtig sind, oder genauer gesagt, *glauben*, dass sie abhängig bzw. süchtig sind, also alle Raucher, Alkoholiker, Spielsüchtige, Tablettensüchtige und sonstige Abhängige.

Ich gehe inzwischen davon aus, dass ein Mensch zu ungefähr 90 Prozent den Grad seines Gesundheitszustandes selbst bestimmen kann, vielleicht etwas mehr oder aber auch etwas weniger. Auf jeden Fall kann er im Wesentlichen seinen Gesundheitszustand günstig beeinflussen. Sicherlich gibt es auch eine ganze Reihe von Krankheiten, gegen die wir machtlos sind bzw. Menschen bekommen, die sehr gesund gelebt haben oder noch leben. Wie sollten wir es uns ansonsten erklären, dass ein normalgewichtiger Mann mittleren Alters, der weder geraucht noch übermäßig Alkohol getrunken hat und sich „gesund" (was auch immer man darunter versteht) ernährt hat, plötzlich einen Herzinfarkt oder Darmkrebs bekommt? Oder warum bekommt ein kleines Kind Blutkrebs? Natürlich können wir auch durch einen

Unfall behindert, d.h. eingeschränkt und als krank angesehen werden. Trotzdem dürfen wir nicht außer Acht lassen, dass derartige Schicksale relativ gesehen die Ausnahme sind.

Gehen wir stattdessen vom Normalfall aus, dass ein Mensch weitestgehend gesund, zunächst ohne körperliche und psychische Defekte geboren wird – und bei entsprechender Lebensweise bleiben kann! Die Geburt eines gesunden Menschen ist in Wirklichkeit ein Wunder, wenn man bedenkt wie kompliziert die Gesamtheit Mensch in allen Funktionen ist, ein Wunderwerk des Zusammenspiels sämtlicher Einheiten. Aber es ist der Normalfall, wie die hohe Zahl an Geburten gesunder Kinder im Vergleich zu geschädigten Kindern in aller Welt jahrein und jahraus beweisen.

Ich habe vorhin erwähnt, dass ein Mensch durchaus krank werden kann, obwohl er gesund gelebt hat. Aber wer sagt uns was gesund ist und was nicht? Es gibt wohl nur wenige Lebensbereiche, in denen soviel Uneinigkeit herrscht wie bei der Beantwortung der Frage, was gesund ist. Kein vernünftiges Mitglied unserer Gesellschaft wird davon ausgehen, dass hoher und permanenter Alkoholgenuss gesund ist. Ebenso wird das Rauchen inzwischen als gesundheitsschädigend angesehen.

Sowohl beim Alkohol, als auch überraschenderweise beim Thema Rauchen, gibt es aber deutliche Meinungsunterschiede, ab welcher Menge der Alkohol oder die Zigarette gesundheitsschädigend ist. Verblüffend ist vor allem, mit welchen Emotionen gerade diese Frage beim Thema Rauchen diskutiert wird. Dabei ist die Frage, ab welcher Menge Zigaretten gesundheitsschädigend sind, doch lächerlich einfach zu beantworten. Jede, wirklich jede Zigarette, ist für sich einzeln genommen in gleicher Weise gesundheitsschädigend. Das bedeutet, dass eine Zigarette genauso schädlich ist, wie die nachfolgenden, weil es Gift für den Körper bedeutet. Beim Thema Rauchen können wir uns also getrost jede weitere Diskussion über eine „noch gesunde Zigarettenmenge" pro Tag ersparen, denn die kann es von der reinen Logik her nicht geben. Sie brauchen sich also nicht mehr mit der unnützen Frage herumquälen, ob Sie eine noch vertretbare Menge an Zigaretten rauchen. Dies gilt besonders für die sogenannten Gelegenheitsraucher, die nur ein paar Zigaretten pro Tag rauchen und meist sehr stolz auf Ihren geringen Verbrauch sind, sich aber mit der noch vertretbaren Menge mehr beschäftigen als die Kettenraucher mit über 60 Zigaretten pro Tag.

Die Grenzen zu einer Sucht hin sind fließend. Eine Person, die ab und zu ein Glas Bier trinkt, würde niemand als Alkoholiker bezeichnen. Kritischer wird es schon, wenn diese Person täglich ein Glas trinkt bzw. trinken *muss*.

Gerade dieses „muss" wird zunächst von jedem Süchtigen, egal ob Alkoholiker oder Raucher, als „wollen" interpretiert. Daher gibt es zwischen der neutralen Feststellung eines Außenstehenden und der subjektiven Feststellung des Süchtigen, dass eine Sucht tatsächlich vorliegt, gewaltige Zeitverzögerungen, nicht selten bis zum Tod des Süchtigen.

Die Grenze beim Rauchen ist, im Vergleich zum Alkohol, klar und sehr eng. Für mich beginnt das Rauchen bei der ersten Zigarette. Daher bezeichne ich jeden, der täglich auch nur eine Zigarette raucht, als Raucher. Warum ich diese Grenze so eng ziehe, wird Ihnen im Verlauf des Buches klar werden. Für mich ist es unfassbar, dass es auch heute immer noch Ärzte und Experten gibt, bei denen die Abhängigkeit vom Nikotin erst bei 20 Zigaretten täglich anfängt. Dies ist ungeheuerlich, genauso, wie viele andere Märchen, die im Zusammenhang mit dem Rauchen von allen möglichen Experten, die vermutlich noch nie geraucht haben, in die Welt posaunt werden.

Um vorneweg ein weiteres Missverständnis auszuräumen: Ich stelle zwar die Gesundheit als Basis in den Vordergrund, um glücklich zu leben. Trotzdem sehe ich die Gesundheit keineswegs als Garant für ein glückliches Leben an. Es erhöht allerdings die Wahrscheinlichkeit dafür um ein Vielfaches. Genauso wenig bin ich ein Gesundheitsapostel, noch stelle ich den unbedingten Anspruch, dass die Gesundheit der Hauptmotivationsfaktor ist, um Nichtraucher zu werden.

Es gibt eine Vielzahl von Gründen Nichtraucher zu werden. Einige davon haben mit der Gesundheit als Überbegriff zu tun, andere nicht. Jeder Raucher muss sich selbst seine *Motivationsliste* zusammenstellen – dazu später mehr. Es kommt auf die einzelnen Umstände des Rauchers an, wie weit oben die Gesundheit steht. Langfristig gesehen und aufgrund seiner Bedeutung für unser Leben müsste er immer ganz oben stehen. Leider ist das oft nicht der Fall, was mit dem Wesen einer Sucht zusammenhängt.

Zunächst muss ich aber einige grundlegende Voraussetzungen nennen, die Sie erfüllen müssen, damit Sie eine gute Ausgangsposition haben, um Nichtraucher zu werden.

11   Voraussetzungen, um Nichtraucher zu werden

Vorab müssen wir die wichtige Frage klären, ob Sie Nichtraucher oder Ex-Raucher werden wollen? Ich unterscheide klar zwischen beiden Formen, die genau denselben Sachverhalt beschreiben sollen, nämlich einen nichtrauchenden Menschen.

Es liegt auf der Hand, dass Sie mit der richtigen Sicht- und Vorgehensweise *Nichtraucher* werden, da Sie sich auf genau die gleiche Stufe stellen. Ein Mensch, der noch nie geraucht hat (Nieraucher), würde sich selbst nie als Ex-Raucher, sondern immer als Nichtraucher bezeichnen. Sie müssen sich spätestens nach Ihrer letzten Zigarette daher wirklich als Nichtraucher sehen und sich auch als solcher fühlen.

Siedeln Sie ihre Ansprüche an sich selbst auf keinen Fall darunter an, warum sollten sie dies auch tun? Wenn Sie sich als Ex-Raucher betrachten, sehen Sie sich in Wirklichkeit noch als Raucher an, so wie sich ein trockener Alkoholiker sein Leben lang als Alkoholiker sehen wird, wenn auch als ein passiver (zumindest momentan). Aber die Identifikation mit allen Nachteilen ist vorhanden, genauso wie dies beim Ex-Raucher oder trockenen Raucher (noch schlimmer) der Fall ist.

Die Voraussetzungen, um für immer Nichtraucher zu werden, sind geringer als Sie vielleicht denken. Jeder Raucher hat im Prinzip diese Voraussetzungen, die Frage ist nur, wie ausgeprägt sie sind. Ich gehe inzwischen davon aus, dass jeder, der die richtige Sichtweise komplett verstehen will, offen sein muss. Er darf nicht mit Scheuklappen durch die Welt laufen und jede andere Sichtweise von vornherein ablehnen. Versuchen Sie Ihre Vorurteile gegenüber allem, was Sie bisher über das Thema Rauchen gehört haben, zu vergessen, insbesondere wenn es sich um sogenannten Experten gehandelt haben sollte.

Wie sehr wir doch alle von einem bestimmten Meinungsbild geprägt sind und dieses oft kommentar- und gedankenlos übernehmen, wurde mir auch erst als Nichtraucher bewusst. Ich weiß nicht, wie Sie dazu stehen, aber ich fand schon immer, also auch als Raucher, dass es dumm aussieht, wenn ich eine Frau mit einer Zigarette im Mund sah. War es noch dazu eine ältere Frau oder eine elegant gekleidete Dame, fand ich, dass es besonders unpassend aussah. Ich bin wohl in diesem Meinungsbild groß geworden, denn erst als ich mich intensiver mit diesem Thema beschäftigte und nicht mehr rauchte, bemerkte ich, wie dumm und unpassend eine Zigarette im Mund jeden Rauchers aussieht, ob Mann oder Frau. Dieses Beispiel soll Ihnen verdeutlichen, wie sehr Sie momentan noch von einem herkömmlichen Meinungsbild geprägt sind. Machen Sie sich geistig frei davon, denn das meiste, was Sie über das Rauchen bzw. Nichtrauchen gehört haben, stimmt einfach nicht.

Das Allerwichtigste ist aber, dass Sie ehrlich zu sich selbst sind. Dies wird Ihnen umso mehr gelingen, je höher ihr Leidensdruck bereits ist. Vergessen Sie Ihre Angst, am Ende dieser Lektüre womöglich Nichtraucher sein zu „müssen". Die Tatsache, dass Sie dieses Buch lesen bedeutet doch, dass sie dies wollen. Sollten Sie aber dennoch am Ende des Buches weiterrauchen wollen, dann können Sie dies tun. Kein Mensch, außer Sie selbst, bestimmt, ob Sie rauchen oder nicht. Das bedeutet, dass Sie am Schluss ganz bewusst die Entscheidung treffen, entweder weiterzurauchen oder für immer Nichtraucher zu werden.

Die Grundvoraussetzung aber, damit Sie Nichtraucher werden können, ist zunächst einmal zu erkennen, dass Sie drogensüchtig sind. Das heißt, es muss der Wunsch vorhanden sein, nie mehr zu rauchen. Diese Erkenntnis ist von verschiedenen Kriterien abhängig. Der vielleicht wichtigste Punkt ist der Grad des Leidendrucks, den ich im nächsten Kapitel erklären werde. Leider erkennen gerade die jungen Raucher Ihre Abhängigkeit viel zu spät, so wie es vermutlich Ihnen, aber auch mir ergangen ist. Das ist für mich das schwierigste Problem in Bezug auf das Rauchen. Warum muss ein Mensch erst über Jahrzehnte abhängig sein, sich vielleicht sogar eine tödliche Erkrankung einfangen, zumindest aber eine Menge Geld für eine deutlich schlechtere Lebensqualität ausgegeben haben, nur um dann, nachdem der Leidensdruck groß genug wurde, festzustellen, dass er ein Trottel war und einer simplen Illusion erlag? Ich habe über zwanzig Jahre täglich bis zu vierzig Zigaretten geraucht, weil ich mit sechzehn Jahren davon abhängig wurde und mir kein Mensch den Mechanismus der Sucht erklärt hat.

Tatsächlich erkennen viele Raucher Ihre Sucht relativ schnell. Auch ich wollte bereits vor meinem dreißigsten Lebensjahr mit dem Rauchen aufhören, aber wie? Voraussetzungen wie Offenheit, Ehrlichkeit und ein entsprechend großer Leidensdruck genügt nicht unbedingt, um erfolgreich für immer Nichtraucher zu werden. Ich möchte daher noch eine weitere, wichtige Voraussetzung hinzufügen, damit Sie mit Sicherheit Nichtraucher werden: *Lassen Sie die Finger von Methoden zur Rauchentwöhnung.* Warum ich Ihnen hierzu rate, wird Ihnen später klar werden.

Nichtraucher zu *werden* ist nicht immer ganz einfach, denn Sie müssen gewisse Voraussetzungen mitbringen und bereit sein, sich von Ihren ganzen Illusionen zu trennen. Dafür ist es im Gegenzug die einfachste und sicherste Sache der Welt, Nichtraucher zu *sein* – und zwar ein Leben lang! Das ist der grundlegende Unterschied zu allen herkömmlichen Methoden, bei denen es genau umgekehrt funktioniert. Sie werden ganz einfach Nichtraucher, bleiben es aber meistens nicht sehr lange. Es kommt aber darauf an, Nichtraucher zu *bleiben*

12   Der Leidensdruck

Ich sprach gerade von den Voraussetzungen, die Sie erfüllen müssen, um Nichtraucher zu werden. Sie lesen dieses Buch nur deshalb, weil ihr ganz persönlicher Leidensdruck so groß geworden ist, dass Sie den festen Willen – zumindest den großen Wunsch – haben, mit dem Rauchen endgültig aufzuhören. Wenn ich von Leidensdruck spreche meine ich nicht das körperliche Leiden. Es ist das psychische Leiden, der psychische Druck, den jede Sucht, also auch die Rauchsucht, mit sich bringt.

Das Wesen einer Sucht ist es, dass die vermeintliche Freude, die der Süchtige hat, gleichzeitig immer durch den psychischen Schmerz vermindert wird. Der Jugendliche in den Anfängen des Rauchens bildet sich noch ein, nie abhängig zu werden und alles im Griff zu haben. Er verspürt noch keinen Leidensdruck, für ihn ist das Rauchen nur Spaß und „Dabei sein". Nach einiger Zeit, oft erst nach vielen Jahren, beginnt der Raucher zu begreifen, dass er süchtig ist und nicht so einfach, wie er dachte, mit dem Rauchen aufhören kann. Er beginnt sich ernsthaft Gedanken über seine Sucht zu machen und überlegt sich, wie er aufhören könnte. Erst jetzt, wenn der Raucher langsam begreift, dass er süchtig ist und er seiner Gesundheit schadet, beginnt sein wirklicher Leidensdruck.

Der Leidensdruck ist immer dann besonders groß, wenn dem Raucher sein zwanghaftes Handeln deutlich wird. In meinem Fall war dies immer nach einer gewissen Zeit der Zwangsentwöhnung, z.B. nach einem Kinofilm, der Fall. Ich kam aus dem Kino und habe mir, wie alle anderen Raucher auch, sofort eine Zigarette angesteckt. Immer überlegte ich in solchen Situationen, warum ich nicht noch etwas warten konnte? Die Nichtraucher brauchten doch jetzt auch keine Zigarette. Inzwischen weiß ich den Grund, warum ich diese Zigaretten viel weniger „genoss". In diesen Momenten wurde mir sehr bewusst, wie abhängig ich von der Zigarette war. Dieses Bewusstsein war mehr oder weniger ständig vorhanden, aber in solchen Momenten muss es wohl jedem Raucher ähnlich ergehen. In seinem Kopf schreit es förmlich – *ich bin drogensüchtig und muss jetzt diese verdammte Zigarette anzünden und in den Mund stecken!!!*

Dieser Leidensdruck verschlimmert sich dann, wenn der Raucher den ersten gescheiterten Aufhörversuch hinter sich hat. Für einige Zeit, manchmal Jahre, steckt er den Kopf wieder in den Sand, aber im Unterbewusstsein baut sich sein Druck weiter auf. Er hört immer mehr von der Gesundheitsschädigung des Rauchens, sieht schwarze Lungen oder Raucherbeine. Dies alles bringt ihn nur nicht viel weiter, außer dass er weiter verzweifelt versucht aufzuhören, es nicht schafft und sein Leidensdruck nur noch größer wird. Oder er glaubt an die schlimmen Entzugserscheinungen, die er vielleicht auch schon einmal erlebt hat, und versucht gar nicht mehr aufzuhören. Er muss weiterrauchen, und je mehr er mit enormer Willenskraft und diversen Hilfsmitteln versucht, vom Rauchen weg zu kommen, umso aussichtsloser wird es oftmals.

Der einzige Vorteil, den er gegenüber vielen anderen Rauchern hat, ist, dass er wenigstens seine Sucht erkannt hat. Viele Raucher, vor allem junge Raucher und Gelegenheitsraucher, erkennen ihre Sucht überhaupt nicht. Sie leben zwar im Augenblick besser, allerdings wirklich nur im Augenblick. Irgendwann erkennt fast jeder Raucher seine Sucht und erhält somit eine Steigerung seines persönlichen Leidensdrucks. Die Raucher jedoch, die immer wieder alles verdrängen, weil sie die richtige Vorgehensweise beim Aufhören nicht gefunden haben, müssen nicht unbedingt einen geringeren Leidensdruck haben, als den vorher beschriebenen Raucher, der einige Fehlversuche hinter sich hat. Der Grund ist, dass der Leidensdruck nur schwer messbar ist und im Unterbewusstsein abgespeichert ist. Der Raucher sagt sich ja nicht in vollem Bewusstsein bei jeder Zigarette, dass es diesen und jenen Nachteil mit sich bringt und er eigentlich aufhören sollte. Nein, es sind immer ganz bestimmte Momente, die sich allerdings mit zunehmender Zeitdauer der Abhängigkeit erhöhen. Wenn der Blick aus Versehen auf das Äußere der Schachtel fällt – Rauchen gefährdet Ihre Gesundheit – , wenn nachts vor dem Einschlafen die Bronchien pfeifen, wenn Sie sich morgens die Lunge aushusten, wenn die Luft beim Sport fehlt, wenn ein Freund oder

Bekannter ein Lungenemphysem oder ähnliches vom Rauchen bekommt, usw. Diese Liste ließe sich noch seitenlang weiterführen.

Überprüfen Sie doch einmal Ihren eigenen Leidensdruck. Falls Sie ihn sehr hoch einschätzen, habe ich eine gute Nachricht für Sie. Sie haben die allerbesten Voraussetzungen nach Beendigung dieser Lektüre frei zu sein und das Leben wieder in vollen Zügen genießen zu können. Ein hoher Leidensdruck ist fast schon die halbe Miete, um mit der richtigen Sichtweise die Sucht für immer zu beenden. Gleichzeitig ist jedoch ein geringer Leidensdruck genauso der häufigste Grund, wenn es Raucher auch mit der richtigen Sichtweise nicht schaffen, dauerhaft das Rauchen zu beenden bzw. oft gar keinen Versuch hierfür unternehmen. Ich habe die Erfahrung gemacht, dass es bei solchen Rauchern auch nicht viel Sinn macht, sie, zumindest zum Nachdenken, bewegen zu wollen.

Diese Erkenntnis ist für mich leider nach wie vor das größte Problem: Wie kann ich Raucher, die sich Ihrer Sucht (noch) nicht bewusst sind, dazu bewegen, den Kopf aus dem Sand zu nehmen und offen zu werden, mit dem Rauchen Schluss zu machen? Aber zunächst wird es Sie sicherlich interessieren, warum Sie rauchen. Fast kein Raucher kann diese simple Frage beantworten.

13   Warum rauchen Sie?

In Wirklichkeit halte ich nichts davon zu ergründen, warum Sie angefangen haben zu rauchen. Die meisten Raucher machen sich darüber auch nie Gedanken. Ich selbst habe 22 Jahre geraucht und weiß bis heute noch nicht genau, warum ich in die Falle getappt bin und abhängig wurde. Den globalen Grund habe ich Ihnen bereits genannt. Es war die Tatsache, dass mein Nachahmungstrieb, eine Zigarette zu rauchen und die damit verbundenen gedanklichen Assoziationen größer waren, als mein natürlicher Instinkt. Aber warum war dies so?

Ich erinnere mich noch genau an meine erste Zigarette. Mein damals bester Freund, der zweieinhalb Jahre älter war als ich, bot mir irgendwann eine an. Zunächst wollte ich nicht so recht, aber dann rauchte ich sie doch. Obwohl sie scheußlich schmeckte, war ich bereits süchtig. In der Clique machten die Zigaretten die Runde, und auch ich rauchte natürlich mit. Es waren die Boom-Zeiten des Rauchens, Ende der siebziger und Anfang der achtziger Jahre. So steigerte sich schließlich mein Zigarettenverbrauch, bis ich mir selbst eine Packung zulegte und begann, heimlich auf der Toilette zur rauchen. Mit 18 Jahren rauchte ich regelmäßig bereits fast eine Schachtel täglich.

Lange Zeit dachte ich, dass es völlig gleichgültig ist, zu ergründen, warum ein Jugendlicher abhängig wird. Heute denke ich, dass es der Schlüssel ist, um das Rauchen wirklich auf der Erde zu reduzieren. Der Grund ist, dass das Rauchen von der Zigarettenindustrie und dem Staat nach wie vor gewollt ist und 99,9 Prozent der Bevölkerung weder weiß, warum sie raucht, und schon gar nicht, warum sie nicht raucht, geschweige denn die Sucht versteht und demnach die Illusion erkennt. Wenn Sie Nichtraucher fragen, warum sie nicht rauchen, erhalten Sie die immer gleichen Antworten, dass es dumm wäre zu rauchen, da es nicht nur höchst ungesund sei, sondern auch noch eine Stange Geld kostet. Das stimmt zwar, beantwortet die Frage aber nicht, denn auch der Raucher kennt diese Tatsachen. Trotzdem hat er angefangen zu rauchen und ist nun süchtig, weniger intelligent als der Nichtraucher ist er aber deshalb ganz sicher nicht.

Kein Nichtraucher weiß genau, warum er nicht raucht, genauso wie kein Raucher genau weiß, warum er angefangen hat. Ich jedenfalls weiß es nicht genau. War es Unsicherheit, Einfluss der Freunde, Neugierde, eine Mutprobe, das „Dabei sein wollen", Zigarettenwerbung (die damals noch massiv im Fernsehen gesendet wurde), mein Vater als falsches Vorbild oder schlichtweg doch nur Dummheit?

Genauso könnten Sie mich fragen, warum ich mit dem Rauchen angefangen habe, dafür aber nie gefährdet war und bin, Alkoholiker zu werden, obwohl ich damit auch bereits in jungen Jahren im Fußballverein in Berührung kam. Wie gesagt, für den Moment ist es gleichgültig zu ergründen, warum Sie süchtig wurden. *Sie sind es, und die viel wichtigere Frage ist, warum Sie weiterrauchen, oder anders gefragt, warum Sie mit dem rauchen nicht aufhören können und Nichtraucher werden?* Meiner Ansicht nach gibt es hierfür nur einen wirklichen Grund:

Die übermächtigen Ängste des Rauchers nie mehr rauchen zu dürfen!

14   Ängste

Ängste spielen bei jedem Menschen eine zentrale Rolle. Gewisse Ängste sind angeboren und bewahren uns letztendlich vor dem Tod, oder glauben Sie, dass sie noch am Leben wären, wenn Sie vor nichts Angst hätten? Bereits ein Baby, das zu einer Treppe krabbelt, hat einen angeborenen Instinkt, nicht weiter zu krabbeln, da es ansonsten herunterfallen würde. Es hat Angst vor dem Herunterfallen. Genauso haben viele Menschen Flugangst, sogar Flugphobien, oder einfach auch nur Angst alleine in einem dunklen Wald spazieren zu gehen. Wenn Sie bei Tageslicht im Wald spazieren gehen und Beeren sehen, wissen Sie nicht, ob diese giftig sind und essen sie lieber nicht. All diese Ängste sind völlig natürlich und sichern unser Überleben.

Ängste können uns aber auch das Leben zur Hölle, zumindest sehr schwer machen. Oft sind es völlig irrationale, überzogene Ängste, bei denen der Betroffene genau weiß, dass sie in Wahrheit unbegründet sind. In diesen Fällen spricht man von Phobien, wie z.B. einer Flugphobie, Spinnenphobie, oder auch sozialen Phobie. Meistens gehen mit diesen Phobien Panikattacken einher. Der Fluggast bekommt Schweißausbrüche, Schwindel, Übelkeit und zittert am ganzen Leib. Am liebsten würde er aus dem Flugzeug springen. Genauso ergeht es den Menschen, die Platzangst haben und Aufzug fahren müssen, ganz zu schweigen, wenn dieser tatsächlich einmal stehen bleiben sollte.

Diese gerade beschriebenen Ängste bzw. Panikattacken vergleiche ich mit der riesigen Angst des Rauchers, sich vorzustellen, nie mehr rauchen zu dürfen. Als ich noch Raucher war, habe ich bereits Panik bekommen, wenn ich abends feststellte, dass ich nicht genügend Zigaretten im Haus hatte. Wie oft bin ich an den Automaten gerast und habe mir eine Schachtel besorgt. Um dieses Problem zu beseitigen, bin ich die letzten Jahre meines Raucherdaseins dazu übergegangen, mir mindestens eine Stange an Vorrat zu halten und die Packungen Zigaretten überall auszulegen.

Als mir vor zwei bzw. drei Jahren jeweils eine kleinere Operation mit einem einwöchigen Krankenhausaufenthalt bevorstand, machte ich mir über die Operation und eventuelle Komplikationen keine Sorgen. Mein Problem bestand einzig und alleine in der Tatsache, dass ich innerhalb des Gebäudes nicht rauchen durfte und ich nicht wusste, wie lange ich nach der Vollnarkose auf die erste Zigarette „verzichten" musste. Davor hatte ich tatsächlich

Angst, unter Umständen zwei Tage nicht rauchen zu können. Meine Angst war unbegründet, wie sich später herausstellte.

Ich habe vorhin von sehr starken, übermächtigen und irrationalen, d.h. unbegründeten Ängsten gesprochen. Wenn Sie daran denken, jetzt Nichtraucher zu werden, haben Sie genau eine solche Angst. Sie ist riesengroß irrational und vor allem absolut *unbegründet*! Es mag Sie zunächst sehr verwundern, dass es „nur" die Angst ist, die Sie bei der Stange hält, aber es ist definitiv so. Dies bedeutet: Wenn Sie keine Angst mehr haben mit dem Rauchen aufzuhören, sind Sie auf dem besten Weg Nichtraucher zu werden. Sie stehen dann kurz vor dem Ziel. Es ist dann nur noch eine Frage der effizienten bzw. erfolgreichen Vorgehensweise des Aufhörens.

Welche Ängste lassen Sie weiterrauchen?

- *Die irrationale und unbegründete Grundangst, dass das Leben ohne Zigaretten nicht mehr lebenswert ist und Spaß macht. Genauso die Angst, ohne Zigaretten das Leben nicht mehr (so gut) meistern zu können.* Dies ist der eigentliche Grund, dass ein Raucher raucht. Sie können und / oder wollen es sich einfach nicht vorstellen, dass das Leben ohne Zigaretten sogar viel mehr Spaß macht und um ein Vielfaches lebenswerter ist, als mit Zigaretten. Wie all den anderen Rauchern, so erging es auch mir. Wie *genoss* ich die Zigarettenpausen beim Motorradfahren, die Zigarette nach dem Frühstück, beim Kaffee, nach dem Sex, nach dem Abendessen, etc. Die Liste, das wissen Sie ja, ließe sich unendlich weiterführen. Genauso *brauchte* ich die Zigarette im Büro, um den Stress und den Ärger besser bewältigen zu können, oder um mich zu konzentrieren, oder einfach als Belohnung, wenn ich erfolgreich war.
  Diese Ängste sind alle vollkommen aus der Luft gegriffen und nichts als ein Selbstbetrug, dem der Raucher ständig unterliegt – Illusionen! Diese grundsätzliche Angst ist die Angst, die wir im Leben immer haben, ob es um Zigaretten geht oder um etwas anderes - die Angst, dass aus irgendwelchen Gründen unser Leben weniger Spaß macht und mehr Schmerz verursacht. Daher sind alle nachfolgenden Ängste im Zusammenhang mit dem (Nicht)Rauchen dieser Grundangst unterzuordnen:

- Die Angst, auf den „*Genuss*" von Zigaretten verzichten zu müssen

- Die Angst, dass Sie sich in einer starken psychischen Abhängigkeit befinden und auch noch nach Jahren nach einer Zigarette gieren, so wie es ja den meisten Rauchern ergeht, wenn sie aufhören, das heißt jahrelange schwere *psychische Entzugserscheinungen* haben

- Die Angst, dass Sie schwere *körperliche Entzugserscheinungen* erleiden müssten, wenn Sie versuchen würden aufzuhören.

- Die Angst an *Gewicht* zuzunehmen.

- Die Angst *rückfällig zu werden*, so wie es ja 95% der Ex-Rauchern bisher erging, die aufgehört haben.

15   Die Schizophrenie der Rauchsucht

Diese grundsätzliche Angst, ohne Zigaretten künftig leben zu müssen, steckt in jedem Raucher. Sie ist oft so groß, dass viele Raucher nicht einmal den Versuch unternehmen, mit dem Rauchen aufzuhören. Diese Grundangst vor dem Nichtrauchen ist nur schwer greifbar, denn sie ist, wie jede Angst, subjektiv unterschiedlich und individuell in dem jeweiligen Rauchprogramm hinterlegt. Die Strukturen sind sich jedoch sehr ähnlich, z.B. hat fast jeder Raucher Angst, dass das Leben in den eben beschriebenen Situationen nur schwer auszuhalten ist, zumindest sind sich alle Raucher einig, dass die Zigarette in diesen Momenten fehlt. Genauso fest ist einprogrammiert, dass die Zigarette in bestimmten Pausen fehlen wird, z.B. den typischen Kaffee- und Rauchpausen bei Seminaren oder wenn man sich einfach nur so entspannen will. Es ist die Angst, dass bestimmte Stresssituationen nicht mehr bewältigt werden können oder es nicht möglich sei, sich zu konzentrieren und sich auf Prüfungen vorzubereiten. Dies sind nur einige Beispiele, die Liste ließe sich beliebig fortführen.

Jeder Süchtige glaubt, von seiner Droge abhängig zu sein. In Wirklichkeit ist er es nicht, aber er unterliegt dieser Illusion aus den verschiedensten Gründen. Diese Illusion ist so mächtig, dass den Raucher früher oder später

Panik erfasst, wenn er auch nur daran denkt, nie mehr rauchen zu dürfen. Dies bedeutet, dass jeder Raucher nach einer bestimmten Zeit des Entzugs[5], die individuell verschieden ist, eine Zigarette rauchen muss bzw., um bei der Wahrheit zu bleiben, fest davon überzeugt ist, rauchen zu müssen. Er ist also abhängig, was bedeutet, dass er selbst nicht bestimmen kann, was geschieht. Das heißt, er hat die Situation nicht im Griff und ist den Umständen ausgeliefert. Letztendlich ist es das gleiche Gefühl, das Sie haben, wenn Sie im Flugzeug oder im Auto sitzen. Sie sind abhängig, in diesem Fall von dem Können anderer Menschen.

Ähnlich wenig greifbar ist z.B. die Existenzangst, die fast jeder Mensch hat. Sie ist genauso wenig greifbar wie die Grundangst eines Rauchers vor dem Aufhören, sie existiert einfach. Der Unterschied beider Ängste liegt nur darin, dass die Existenzangst in der westlichen Welt zu vielleicht 95 Prozent unbegründet ist, während die Angst eines Rauchers vor dem Nichtrauchen zu 100 Prozent unbegründet, d.h. rein illusorischer Natur ist.

Das Schizophrene beim Rauchen ist, dass ständig zwei Ängste miteinander konkurrieren. Einerseits hat der Raucher die gerade beschriebene Grundangst *nicht mehr rauchen zu dürfen* und alle damit verbundene Ängste. Andererseits hat er Angst, ein Leben lang *weiterrauchen zu müssen* und die damit verbundene Ängste vor schlimmen Krankheiten und dem Tod. Diese Konkurrenz beider Ängste miteinander ist absolut widersprüchlich. Sie haben Angst zu rauchen, ebenso nicht mehr zu rauchen.

Beide Ängste können in Wirklichkeit zusammen nicht auftreten. Entweder Sie haben Angst vor dem Rauchen oder vor dem Nichtrauchen. Beides zusammen geht nicht, oder doch? Es geht, und zwar in mehr oder weniger stark ausgeprägter Form bei jedem Raucher. Da Sie aber drogensüchtig sind, haben Sie keine Wahl. Die Angst vor dem Aufhören ist in der Summe so immens groß, dass sie die Angst, weiterrauchen zu müssen übersteigt. Diese Konkurrenz der Ängste sehe ich als Hauptgrund für die deutlich schlechtere Lebensqualität eines Rauchers im Vergleich zu einem Nichtraucher an. Er ist nicht frei und sitzt immer zwischen zwei Stühlen.

Die Ängste kämpfen vor allem dann miteinander, wenn der Raucher aus Versehen den Hinweis der EG-Gesundheitsminister liest, oder ein Schauspieler oder Freund an Lungenkrebs stirbt, oder er nachts seine Bronchien

---

[5] In diesem Fall spreche ich tatsächlich von Entzug, da der Raucher in der beschriebenen Situation so empfindet; dies gilt auch für nachfolgende Ausführungen, in denen von Entzug oder Entzugserscheinungen die Rede ist

pfeifen hört. Dann steigt die Angst vor dem Rauchen deutlich an und er überlegt wieder einmal, damit aufzuhören. Dieser Kampf wiederholt sich ständig. Manchmal, wenn aus verschiedenen Gründen die Angst weiterzurauchen doch zu groß wird, so dass sie die Angst vor dem Aufhören übersteigt, fasst der Raucher den Entschluss aufzuhören. Der Hauptgrund, warum dieser Entschluss zu 95 Prozent scheitert ist die Tatsache, dass es in Wirklichkeit kein Entschluss war, sondern auch hier nur das kleinere Übel in Kauf genommen wurde, nämlich in diesem Fall eben nicht mehr zu rauchen. Wirklich überzeugt ist der Raucher nicht und die Angst, nie mehr zu rauchen ist immer noch sehr groß. Diese Tatsache verursacht Stress und einen oft panikartigen Zustand. Der Raucher geht also mit denkbar schlechten Voraussetzungen ans Werk und ist zudem davon nicht sehr überzeugt. Trotz der Aufbietung seiner ganzen Willenskraft wird er sich sehr bald bestätigt sehen, dass seine riesige Angst vor dem Nichtrauchen begründet war. Kurzum, er scheitert und fängt früher oder später wieder zu rauchen an, mit dem Unterschied, dass seine Ängste vor dem Nichtrauchen noch größer geworden sind. Daher sitzen Raucher, die bereits einen oder mehrere missglückte Aufhörversuche hinter sich gebracht haben noch mehr zwischen den Stühlen. Die Angst, ihr ganzes Leben weiterrauchen zu müssen, wird ebenso gesteigert, wie die Angst, nie davon wegzukommen. Die Entscheidung weiterzurauchen ist also keine wirkliche Entscheidung, sondern die zwanghafte Handlung eines Süchtigen, das kleinere Übel in Kauf zu nehmen. Diese Ängste vor dem Aufhören sind die wirklichen Gründe, warum Raucher den Entschluss aufzuhören immer wieder verschieben. Der Raucher erfindet dann alle möglichen Rechtfertigungen für sein Verhalten, aber in Wirklichkeit hat er einfach zu große Angst vor dem Nichtrauchen.

Mit der richtigen Sichtweise ist es deshalb so sicher, für immer Nichtraucher zu werden, weil Sie diese definitive Entscheidung bewusst treffen und keine Angst mehr davor haben. Bei den Raucherentwöhnungsmethoden ist das nicht der Fall. Die Angst vor dem Nichtrauchen ist immer noch immens und steigt nach dem Aufhören meistens weiter an. Mit der richtigen Sichtweise haben Sie nur noch eine Angst, nämlich die Angst, ewig weiterrauchen zu müssen, denn Sie sind sofort nach der letzten Zigarette wirklicher *Nichtraucher*.

Ganz neutral betrachtet besagt die Grundangst vor dem Nichtrauchen nichts anderes, als dass Sie der Auffassung sind, die Zigarette würde Ihnen mehr Vor- als Nachteile einbringen. Das bedeutet, dass Sie glauben, oder sogar der festen Meinung sind, mit der Zigarette mehr Freude am Leben zu haben, als Schmerzen zu empfinden. Oder umgekehrt: Sie glauben, dass Sie mehr Schmerzen als Freude ohne Zigaretten empfinden würden, da Ihnen die Zigarette ständig fehlen würde.

Ist das aber wirklich so? Genießen Sie das Leben wirklich mehr, wenn Sie rauchen? Natürlich nicht, die Angst vor dem Aufhören ist nur größer. Daher ist es unabdingbar, diese Ängste endgültig aus Ihren Köpfen zu räumen.

16   Die Grundangst

Die Zigarette, dein Freund und Helfer in jeder Lebenssituation. Sie ist schon ein multifunktionales Produkt. Sie kann einfach alles, immer genau zu dem Zeitpunkt, wo Sie es benötigen. Was bewirkt die Zigarette bei Ihnen, in welchen Situationen rauchen Sie? Sie rauchen,

- um Stress abzubauen oder aus Frust
- um Ängste abzubauen und Ärger zu verdauen
- bei Langeweile oder zur Entspannung
- wenn Sie müde sind
- um sich zu konzentrieren
- wenn Sie sich über etwas freuen
- um sich zu belohnen
- wenn Sie einfach „genießen" wollen, d.h. nach dem / zum Kaffee, nach dem Essen, zum Bier, nach dem Sex, in Pausen, usw. usw.

Kennen Sie ein anderes Produkt, das Ihnen quasi 24 Stunden mit derartig unschätzbaren Diensten jederzeit zur Verfügung steht? Dafür wiederum ist der Preis von fünf Euro für 19 Stück als sehr gering einzustufen.

Stellen Sie sich wieder unsere Gorillas im Urwald vor und nehmen Sie diese so wie sie sind: Völlig unwissend, was Zigaretten angeht. Nehmen wir an, die Gorillas würden unsere Sprache verstehen und Sie wären in der glücklichen Lage, Zigarettenverkäufer zu sein. Welch eine einfache Aufgabe, bei diesem Produkt. Wer könnte da schon nein sagen. Sie würden den Gorillas, die zunächst ungläubig zuhören würden, die ganzen Vorteile erklären und sicherlich könnten Sie die Gorillas begeistern, vorausgesetzt, Sie könnten Ihnen plausibel machen, dass sie ihr Leben tatsächlich damit noch besser meistern könnten. Ich stelle es mir nicht leicht vor, den Gorillas klar zu machen, dass es, zum Beispiel im Falle eines Kampfes (=Stress), besser wäre, wenn eine Zigarette in seinem Mund steckt. Aber wenn es Ihnen gelänge, einen Gorilla davon zu überzeugen, müssten Sie aufpassen, dass Ihnen dieser nicht aus Versehen plötzlich vor lauter Ungeduld die Zigaretten entreißt und essen will.

Nachdem Sie die Gorillas neugierig gemacht hätten, kommt der schwierigste Teil. Sie müssen den noch unwissenden Gorillas zeigen, wie das „Produkt konsumiert" wird. Sie stecken dem Versuchsgorilla eine Zigarette in den Mund, zünden sie an, und vorausgesetzt, dass der Gorilla bis hierher alles mitgemacht hat, müssen Sie ihn nur noch dazu bringen, an der Zigarette zu ziehen um sich die Luft abzudrehen, d.h. das Gift in die Lungen zu inhalieren. Vermutlich würden Sie ihm das vormachen müssen, um den Nachahmungseffekt zu aktivieren. Wenn Sie allerdings wirklich schaffen sollten, dass der Gorilla daran zieht, wäre es nun höchste Zeit, den schnellen Rückzug anzutreten, denn ich glaube nicht, dass der Gorilla besonders angetan wäre, nachdem er sich von seinem ersten Lungenzug ausgehustet hat. Im Klartext: Das Produkt Zigarette ist rein theoretisch nicht zu verkaufen, und zwar nicht nur bei den Gorillas, sondern auch bei den Menschen. Da es aber eine Droge ist, hat sie sich wie ein Flächenbrand über die Erde ausgebreitet.

Ich weiß, dass die Geschichte etwas überzogen ist. Aber ich versuche Ihnen nur klarzumachen, wie unsinnig es ist, an die Zigarette als multifunktionales Produkt zu glauben. Als Raucher werden Sie ständig getäuscht. Der Gorilla braucht die übelschmeckenden Zigaretten genauso wenig wie Sie diese gebraucht haben – bis Sie süchtig wurden. Sie glauben mir nicht? Dann gehen wir doch die einzelnen Situationen durch:

a. *Stress, Frust, Angst, Ärger:* Sie sind als Raucher ständig im Entzugsstress, den Sie bewusst vermutlich noch nie erlebt haben. Trotzdem ist der Entzugsstress und der zusätzliche Stress in diesem Moment für den Raucher zuviel. Daher raucht er bei Stress mehr als üblich. Frust, Ärger und Angst sind typische Stresssituationen, aber auch die kaputte Glühbirne kann für den Raucher zum Stress werden.

b. *Langeweile* ist ein geistiger Zustand. Sie denken an alles Mögliche, wenn Ihnen langweilig ist, vor allem natürlich an Ihre heiß geliebte Zigarette. Je mehr Sie daran denken, umso bewusster wird Ihnen, dass Sie nicht rauchen (= Entzug) und es Zeit ist für die nächste Zigarette. Gegen Langeweile hilft eine Zigarette jedenfalls nicht, sie löst selbige aus. Ist es nicht furchtbar langweilig nur so dazusitzen und vor sich hin zu rauchen? Gegen Langeweile können auch nur *Sie* etwas tun, indem Sie nämlich etwas Kurzweiliges unternehmen. Wir haben heutzutage die vielfältigsten Möglichkeiten, treiben Sie Sport, lernen Sie eine Fremdsprache, sitzen Sie an den Computer, lesen Sie Bücher, diskutieren Sie mit Freunden und Bekannten, gehen Sie ins Kino, die Möglichkeiten sind fast unerschöpflich. Jetzt werden Sie vielleicht sagen, dass Sie das doch alles bereits tun. Das mag sein, nur tun Sie alles eben mit Zigaretten, wobei Sie teilweise gar nicht mehr bemerken, dass Sie rauchen.

c. *Entspannung:* Bei dem Gegenteil von Stress, Ärger, Frust und Angst hilft die Zigarette Ihrer Meinung auch. Aber das ist ebenfalls ein Irrtum. Sie entspannen sich auch nur deshalb durch eine Zigarette, weil sie Ihren Entzug lindert. Wenn Sie sich entspannen, werden Sie ruhig, Ihr Blutdruck und Puls sinkt und Sie erholen sich. Wenn Sie dagegen rauchen, steigen Puls und Blutdruck, denn Nikotin peitscht auf. Wenn ich mich entspannen will, brauche ich kein Nikotin mehr. Ich nehme z.B. ein heißes Bad, ich schlafe, lese ein Buch, höre Musik oder dergleichen mehr.

d. *Müdigkeit:* Wenn Sie müde sind, glauben Sie sich mit Nikotin aufpeitschen zu können. Vielleicht ist das so, aber Sie brauchen in solchen Momenten vor allem deshalb das Nikotin, weil Sie gegen Ihre Müdigkeit ankämpfen und im Stress sind. Als Helfer in schwierigen Situationen greifen Sie zur Zigarette. Ein Nichtraucher kämpft gegen seine Müdigkeit auch ohne Zigarette an.

e. *Konzentration:* Das Gegenteil von Langeweile ist Konzentration. Ich glaube, die Entzugserscheinungen werden bei jedem Raucher besonders auffällig, wenn er sich konzentrieren muss. Immer wieder schweifen seine Gedanken ab, da er unaufhörlich an eine Zigarette denken muss. Auch ich konnte mir beim besten Willen nicht vorstellen, wie ich das Rauchen jemals aufhören sollte, ohne unfähig zu werden, meinen beruflichen Aufgaben nachzukommen. Wie sollte es möglich sein, dass ich mich für mein restliches Leben ohne meine geliebte Zigarette auf meine Arbeit konzentrieren konnte bzw. überhaupt einen Tag in meinem Büro ohne

Zigarette überstehen sollte? Das Gegenteil ist der Fall. Ohne Zigarette können Sie sich wesentlich besser konzentrieren, vorausgesetzt, Sie haben keine Entzugserscheinungen. Wie oft musste ich das Lesen unterbrechen, um mir entweder eine Zigarette anzuzünden, sie ausdrücken oder die Asche wegzunippen. Und kurze Zeit später dachte ich schon wieder an eine Zigarette. Können Sie sich da konzentrieren? Im Übrigen kann sich jeder Raucher über Stunden hinweg konzentrieren, wenn es sein muss. Als ich meine schriftlichen Diplomprüfungen als damaliger starker Raucher absolvierte, dachte in den jeweils fünf Stunden der Prüfungen keine Sekunde an Zigaretten. Ging es Ihnen nicht ähnlich bei Prüfungen?

f. *Freude / Belohnung:* Nicht nur bei den unangenehmen Situationen in Ihrem Leben hilft Ihnen Ihr kleiner Freund, nein, Sie lieben ihn ja genauso. Daher teilen Sie auch Ihre Freude mit ihm, und wenn Sie mit sich und der Welt zufrieden sind, gönnen Sie sich als Belohnung eine Zigarette. Ich denke aber, dass Sie in diesen Situationen auch nur deshalb rauchen, weil Sie längere Zeit vorher nicht geraucht haben und wieder im Entzug sind bzw. weil es eine bestimmte Situation ist, in der Sie rauchen, z.B. immer nach dem Wohnungsputz, d.h. allgemein gesagt, immer nach der Erledigung einer bestimmten Aufgabe, die Sie sich vorgenommen haben.

g. *Bestimmte Situationen:* Ursache für diese „Verlangensattacken" ist die psychische Abhängigkeit, der berühmte Klick. Darauf werde ich später noch ausführlich eingehen. Das Nikotin spielt dabei auch eine Rolle, z.B. bei der morgendlichen Zigarette nach dem Frühstück, wenn der Entzug besonders groß ist.

Wie Sie aber noch sehen werden, spielt das Nikotin insgesamt eine absolut untergeordnete Rolle. Ich weiß, dass es sicherlich einfallslos von mir ist, Ihnen immer nur zu sagen, dass Sie, gleichgültig um welche Situation es sich handelt, nur aus einem Grund rauchen: Die Linderung Ihrer Entzugserscheinungen. Ich sage in diesem Zusammenhang bewusst Linderung, denn völlig neutralisieren können Sie diese nicht. Wundern Sie sich nicht, warum ich ständig die Existenz der Entzugserscheinungen betone, wenn ich doch behaupte, dass Sie Nichtraucher, ohne diese Erscheinungen, werden können. Das ist tatsächlich auch richtig. Nichtraucher kennen keine Entzugserscheinungen, ganz im Gegensatz zu absolut allen Rauchern, und zwar ohne Ausnahme. Das ist der große Irrtum, dem fast alle Raucher aufsitzen. Gerade, wenn Sie rauchen, treten Entzugserscheinungen auf, daher ist die Zigarette auch ein Selbstläufer. Wenn Sie nicht rauchen, nehmen Sie keine Droge mehr ein und sind frei von Entzugserscheinungen – mit der richtigen Sichtweise vom ersten Tag an!

Jede Drogensucht ist letzten Endes banal und die Ursache, warum Sie in allen möglichen Situationen rauchen, ist immer dieselbe. Eine andere Erklärung jedenfalls, als dass Sie nur rauchen, um Ihren Entzug zu lindern, kann ich Ihnen nicht liefern. Nur weil Sie immer aus demselben Grund zur Zigarette greifen, ist es überhaupt möglich, dass Ihnen die Zigarette in wirklich allen Situationen im Leben, egal wie gegensätzlich sie sind, weiterhilft.

Um zu erreichen, dass Sie Nichtraucher werden, nützen Ihnen diese Informationen nur bedingt etwas. Wir müssen also mehr in die Tiefe gehen und hinterfragen, warum und welche Entzugserscheinungen Sie haben. Es geht im Übrigen nicht nur darum, Ihnen zu erklären, warum Sie bei jeder Gelegenheit rauchen müssen. Viel wichtiger ist es, Ihnen aufzuzeigen, wie Sie einen sicheren und einfachen Weg finden, nie mehr rauchen zu müssen.

Sicher ist jedenfalls, dass diese Grundangst, nie mehr rauchen zu dürfen, bei allen Rauchern extrem stark ausgeprägt ist, auch – oder gerade – bei den sogenannten Genussrauchern. Der einfache Grund ist, dass sie den Entzug weniger lindern als der Kettenraucher und damit mehr als andere Raucher glauben, die Zigarette verschaffe Ihnen Genuss.

17   Der Verlust von Genuss

So gut wie jeder Raucher behauptet, dass ihm die Zigarette, zumindest in bestimmten Situationen, schmeckt und Genuss verschafft. Seltsamerweise war ich nie einer der Sorte von Rauchern, die vehement behauptet hätten, sie würden nur aus Genuss rauchen und hätten die ganze Sache im Griff. Ich erkannte recht früh, dass mir die Zigaretten zwar in diesen bestimmten Situationen vermeintlich gut schmeckten, aber ich hasste mich auch oft, wenn ich mir eine anstecken musste, auch wenn es mir in diesen Momenten gar nicht „danach war" und mir weniger gut „schmeckte". Heute weiß ich natürlich, warum dies so war. Auch, oder gerade der eingebildete Genuss der Zigaretten und der Verlust desselben, entspringt ebenfalls nur Ihrer Angst.

Sie haben Angst, dass Ihnen als Nichtraucher ein Genuss entgeht, wobei nicht selten der Genuss nur als Rechtfertigung benutzt wird.

Seltsamerweise macht es den meisten Menschen wenig aus, Ihr Lieblingsessen einzuschränken, wenn der Arzt dazu rät. Oder Sie müssen sogar auf bestimmte, für Sie gut schmeckende Nahrungsmittel völlig verzichten, wenn Sie z.B. allergisch darauf reagieren. Dies alles nehmen Sie relativ gelassen hin, während Sie bei der Gefahr, auf den Geschmack Ihrer Zigaretten verzichten zu müssen, Panik bekommen und den hohen Genuss bis aufs Messer verteidigen, obwohl Sie schlimme Krankheiten riskieren. Was würden Sie denken, wenn Ihr Arzt Ihnen vor einer Stunde auferlegt hätte, dass Sie ab sofort nie mehr Speiseeis essen dürften, da Sie ansonsten damit rechnen müssten, sich eine schlimme Erkrankung einzufangen? Sicherlich wären Sie im ersten Moment etwas entsetzt, aber glauben Sie nicht auch, dass Sie gut damit leben könnten? Ich glaube nicht, dass Sie Entzugserscheinungen, gleich welcher Art, hätten, und ich glaube ebenso wenig, dass Sie Panik bekommen würden. Sie würden sich recht schnell damit abfinden, obwohl das Speiseeis wirklich besser schmeckt als jede Zigarette es je getan hat.

Leider sprechen nach wie vor viele sogenannte Fachleute, und daher die gesamte Gesellschaft, von dem „Genussraucher". Diese Art von Raucher gibt es aber in Wirklichkeit nicht – es hat ihn nie gegeben. Er ist eine reine Erfindung. Machen Sie sich bitte folgenden Zusammenhang klar: Ich habe zu Beginn erklärt, dass ich jeden als Raucher ansehe, der auch nur eine einzige Zigarette täglich raucht. Der Grund ist, dass ich nicht einen einzigen Vorteil im Rauchen sehe und ein Genussraucher, der ja nur bei bestimmten Gelegenheiten ein paar Zigaretten raucht, in diesem Moment die Zigarette genauso braucht, wie jeder andere Raucher, der von der Zigarette abhängig ist. Es sind nur eben weniger Momente, in denen er zur Zigarette greift, aber seine psychische Abhängigkeit ist der einzige Grund.

Jeder Süchtige, gleichgültig ob Alkoholiker, Raucher oder Heroinabhängige liebt seine Droge, da er davon abhängig ist und meint, ohne sie nicht mehr – oder zumindest nicht mehr so gut – leben zu können. Sie brauchen Ihr Nikotin also, um Ihre psychischen Entzugserscheinungen zu lindern (nicht aber die körperlichen Entzugserscheinungen, das ist eine Illusion). Daher „schmeckt" Ihnen die Zigarette nach längerer Abstinenz um ein Vielfaches besser, z.B. morgens nach dem Kaffee oder nach einem längeren Kinofilm. Warum sollten aber die Zigaretten derselben Marke in derselben Schachtel unterschiedlich gut schmecken? Vielleicht denken Sie jetzt, dass dies ja ein ganz normales Phänomen ist. Der erste Teil der Schokolade schmeckt ja auch besser als der Rest. Richtig, nach Schokolade sind Sie auch süchtig, zumindest wenn Sie angefangen haben ihn zu essen. Genauso wie bei Chips oder Erdnüssen – wenn Sie mit dem Verzehr begonnen haben können Sie meist erst dann aufhören, wenn alles vernichtet ist, obwohl Ihnen der Rest vielleicht sogar schon zuwider ist und überhaupt nicht mehr schmeckt. Haben Sie aber Durst und löschen ihn mit einem Glas Wasser, glaube ich nicht, dass Sie drei Flaschen davon trinken, wenn Sie schon längst keinen Durst mehr haben.

Am schlimmsten ist es, wenn Sie sich Ihrer Sucht gar nicht bewusst sind. Ein Problem sind daher gerade die „Genussraucher", aber auch die meisten Jugendlichen. Die „Genussraucher" rauchen nur bei bestimmten Gelegenheiten, daher glauben sie, dass Ihnen die Zigarette tatsächlich schmeckt. Der Grund ist, dass sie einen viel längeren Entzug zwischen den einzelnen Zigaretten durchmachen müssen, als die Kettenraucher. Der Raucher mit täglich zwanzig Zigaretten und mehr weiß meistens viel besser als der Genuss- bzw. Gelegenheitsraucher, dass Zigaretten nicht schmecken und er nur aufgrund seiner Sucht rauchen muss!

Jugendliche sind ein Problem für sich. Sie sehen quasi erst am Anfang Ihrer Rauchkarriere, so dass sie fast immer der Meinung sind, nie abhängig zu werden, obwohl sie es bereits sind. Sie erkennen das Gefängnis gar nicht, in dem sie stecken. Warum sollten sie also den Versuch machen, aus diesem auszubrechen? Bei diesen Rauchern steckt Ihr Kopf tief im Sand und sie sind der festen Überzeugung, dass Ihnen die Zigaretten schmecken. Dass sie abhängig sind, wissen diese Raucher oft wirklich nicht, oder sie verdrängen diesen unangenehmen Gedanken sofort wieder. Diese Zusammenhänge sind es auch, warum es schwieriger ist, Jugendliche oder Gelegenheitsraucher vom Nichtrauchen zu überzeugen, als dies bei Kettenraucher mit jahrzehntelanger Raucherfahrung der Fall ist.

Können Sie sich noch an Ihre erste Zigarette erinnern? Falls ja, hat sie Ihnen geschmeckt? Natürlich nicht, Sie war furchtbar, denn Gift schmeckt nicht. Aber aus den verschiedensten Gründen haben Sie damals die Warnungen Ihres Instinktes und Ihres Körpers ignoriert. Einige Raucher unter Ihnen werden sich vielleicht nicht mehr an ihre erste Zigarette erinnern. Das macht nichts, denn auch Ihnen schmeckt die Zigarette nicht. Sie werden mir recht geben müssen, oder wie ansonsten erklären Sie es sich, dass es Raucher gibt, die weder über einen Geschmacks- noch Geruchssinn verfügen?

Ich jedenfalls kenne eine solche Raucherin, die ihren Geschmacks- und Geruchssinn bei einem Unfall verlor. Ich würde sie, gemäß des herrschenden Vokabulars, als sogenannte „Genussraucherin" bezeichnen. Trotz der Tatsache, dass sie rein gar nichts mehr schmeckt, raucht sie weiter. Sie ist sich der Gesundheitsgefährdung genauso bewusst, wie es die anderen Raucher auch sind, allerdings hat sie auch genauso viel Angst, wie alle anderen damit aufzuhören. Das heißt: Würden Raucher aufgrund des Geschmacks rauchen, hätte sie das Rauchen sofort und problemlos einstellen können. Warum raucht sie also weiter, wenn nicht wegen des Geschmacks? Ganz einfach, sie ist, genauso wie alle anderen Raucher, die sich einreden, wegen des Geschmacks zu rauchen, drogensüchtig und daher psychisch abhängig. Der Geschmack spielt aber nicht die geringste Rolle.

Das ist das Wesen einer Sucht. Gründe dafür oder dagegen spielen keine Rolle mehr, der Süchtige nimmt sie gar nicht mehr wahr. Er weiß nur, dass er rauchen muss und ist gezwungen dies mit Gründen zu belegen.

18 Die Angst vor psychischen Entzugserscheinungen

Ich habe diesen Aspekt jahrelang gar nicht wahrgenommen, da ich ihn ja praktisch nie erlebt habe. Den meisten Rauchern ergeht das so, es sei denn, sie können aus irgendwelchen Gründen nicht so rauchen, wie sie wollen. Dies führt dann natürlich dazu, dass der Raucher der festen Meinung ist, nie ohne schwere Entzugserscheinungen aufhören zu können, wenn er sich schon bei einer kleinen „Störung" seiner Sucht so schwertut. Dies haftet in seinem Kopf. Diese Illusion wird noch verstärkt, wenn der Raucher sich dann doch zu einem Aufhörversuch durchringt. Er erleidet meist schwere Entzugserscheinungen. Bei mir war es nicht anders. Bei zwei kläglich gescheiterten Versuchen, noch am ersten Tag, blieb es auch.

Es wäre, aus meiner heutigen Sicht, auch ein wirkliches Wunder gewesen, wenn ich bei meinen ersten Aufhörversuchen „durchgehalten" hätte. Auf jeden Fall habe ich es nicht einmal geschafft, einen einzigen Tag ohne Zigaretten zu überstehen. Für mich war klar, dass es ungeheuerliche Anstrengungen kosten würde, das Rauchen aufzuhören und mit starken psychischen Entzugserscheinungen verbunden war, ganz zu schweigen vom körperlichen Entzug. Ich fragte mich, wie in aller Welt sollte ich ein Leben lang ohne Zigaretten auskommen, wenn ich es nicht einmal einen Tag schaffte?

Damals wusste ich noch nicht, dass es viel schwerer ist, einen Tag nicht zu rauchen als nie mehr!

Was sind eigentlich psychische Entzugserscheinungen? Ich würde sie so beschreiben: Die Folgen, die ein Raucher erleidet, der versucht mit dem Rauchen aufzuhören, aber nicht voll von seinem Handeln überzeugt ist und demnach der Zigarette sein Leben lang nachtrauert. Diese Folgen sind z.B. Unkonzentriertheit, Gereiztheit, Depressionen, Ersatzbefriedigungen und dergleichen mehr, letztendlich also *tatsächlich* weniger Freude am Leben. Dieses Verlustdenken „es *fehlt* mir mein guter Freund" führt zwangsläufig zum Entzug im Kopf. Dies hat aber rein gar nichts damit zu tun, dass Raucher nach der letzten Zigarette meist versuchen, die Gedanken ans Rauchen zu unterbinden. Das können Sie gleich vergessen, Sie werden auf jeden Fall ans Rauchen denken, die Frage ist immer nur, wie Sie an das Rauchen denken. Mit Verlustgefühlen – wie „bin ich traurig, nie mehr rauchen zu dürfen" – oder mit Glücksgefühlen – „bin ich froh, frei zu sein und nie mehr dieses Kraut inhalieren zu müssen?"

Ein ganz wesentlicher Grund warum Raucher weiterrauchen und den Kopf in den Sand stecken ist die Angst vor den heftigen psychischen Entzugserscheinungen, der unbeschreibliche und unkontrollierbare Drang, die sogenannten Verlangensattacken, besonders nach dem Essen oder bei anderen gewohnten Momenten, unbedingt eine Zigarette rauchen zu müssen. Aber existiert der psychische Entzug tatsächlich? Die Antwort ist so simpel, dass 99 Prozent der Bevölkerung nicht darauf zu kommen scheinen – gewisse Personenkreise vermutlich auch gar nicht darauf kommen wollen. *Psychischer Entzug existiert in Wirklichkeit nicht, sondern nur scheinbar unter zwei Voraussetzungen:*

1. Wenn Sie ein Verlustgefühl haben (bzw. *glauben*, einen Verlust zu erleiden)
2. Wenn Sie an den psychischen Entzug *glauben* und Angst davor haben

Da fast alle Menschen beim Aufhören davon ausgehen, einen Verlust zu erleiden und zudem an den psychischen Entzug fest glauben, existiert er oft auch tatsächlich, was in der Realität dazu führt, dass Ex-Raucher auch noch nach Jahren ihrer heiß geliebten Zigarette nachtrauern und gefährdet sind, wieder mit Rauchen anzufangen – und leider dies auch häufig tun.

Der Raucher denkt, dass er ein großes Opfer bringt. Grundsätzlich müssen Sie sich im Klaren sein, dass Entzug vom Wort her schon aussagt, dass Ihnen etwas fehlt, d.h. Ihnen entzogen wurde. Damit verbunden sind Verlustgefühle, die vom Kopf ausgehen. Wie sollen aber Verlustgefühle vom Kopf her möglich sein, wenn Ihr Kopf, das heißt ihr Verstand weiß, dass Ihnen tatsächlich nichts fehlt, d.h. wenn Sie nach Abwägung aller Vor- und Nachteile eindeutig und klar zu der Entscheidung gelangt sind, dass Sie nur Vorteile haben, wenn Sie nicht rauchen, aber nicht den geringsten Nachteil? Die einzige Voraussetzung, dass Ihnen vom Kopf her nichts fehlt, d.h. Sie keine psychischen Entzugserscheinungen haben werden, ist, dass Sie vom Nichtrauchen so überzeugt sein müssen, dass Sie nicht nur keine Angst davor haben, sondern sich darauf sogar richtig freuen und dies genießen. Mit anderen Worten, Sie sich der Illusion des Rauchens voll bewusst sind.

Die Angst vor psychischem Entzug wirkt tatsächlich „nur" verstärkend, allerdings gewaltig verstärkend. Wichtig ist aber, dass Sie beide Gründe für den psychischen Entzug strikt trennen. Auch wenn Sie kein Verlustgefühl beim Aufhören hätten, sondern „nur" an die schweren psychischen Entzugserscheinungen, von denen Sie ja schon soviel gehört haben, fest glauben würden oder sogar von der Existenz überzeugt wären, würden Sie psychischen Entzug tatsächlich erleben. Dies erklärt auch, warum sich einmal hunderte von Zuschauern bei einer Veranstaltung auf die Toiletten flüchteten und sich übergaben, als der Stadionsprecher fälschlicherweise erklärte, dass die verkaufte Bratwurst schlecht war. Wie sich erst später herausstellte, stimmte dies gar nicht, aber viele Menschen, welche die Wurst aßen, waren von Ihrer Übelkeit überzeugt. Wie muss es dann erst den Rauchern ergehen, die fast täglich von schweren Entzugserscheinungen bei Ex-Rauchern hören?

Sicher ist jedenfalls, dass alleine der Glaube daran das Aufhören erschwert und als Katalysator für vorhandene Entzugserscheinungen gilt. Ich bin mir inzwischen sicher, dass häufig nicht nur die psychischen Entzugserscheinungen an sich ein Grund für das Scheitern sind, sondern vor allem der *Glaube* daran und die daraus resultierende furchtbare Angst davor, weil weitverbreitet die Horrormeldungen davon die Runde machen. Diese Angst führt entweder dazu, dass Sie erst gar nicht versuchen aufzuhören, oder eben tatsächlich daran glauben und auch noch nach Monaten fast wahnsinnig nach Zigaretten sind und irgendwann wieder rückfällig werden.

Ist es aber möglich, dass fast die gesamte Gesellschaft von schwerem, psychischem Entzug redet und sogar fast alle Ärzte von dem Vorhandensein desselben ausgehen, und ich nun das Gegenteil behaupte? Ist es wirklich möglich, dass sich fast die ganze Gesellschaft täuscht? Die Antwort ist auch hier tatsächlich mit ja zu beantworten. Wohl bei keinem Thema gibt es so viele unsinnige Bücher und Meinungen, wie zum Thema Raucherentwöhnung. Die heutigen Ansichten über dieses Thema sind, wenn man unseren übrigen technischen Fortschritt damit vergleicht, häufig auf dem Stand des siebzehnten Jahrhunderts.

Je mehr Menschen von der Schwere der psychischen Entzugserscheinungen überzeugt sind und dies auch bei jeder passenden und unpassenden Gelegenheit an den Mann bzw. die Frau gebracht wird, umso überzeugter sind auch Sie von der Existenz derselben, mit dem Ergebnis, dass sie tatsächlich heftige psychische Entzugserscheinungen erwarten – und auch bekommen. Das ist ungefähr so, als wenn alle Börsianer von einem steigenden Aktienkurs der Firma xy sprechen. Die Folge dieser Erwartungen ist, dass der Kurs tatsächlich ansteigt. Dadurch werden die Erwartungen noch mehr in Richtung steigenden Aktienkurs gelenkt, was wiederum zu einem erneuten Anstieg des Kurses führt, was wiederum zu mehr Nachfrage führt, usw. usw. Die Spirale hat sich in Gang gesetzt, alleine durch die Macht der Erwartungen.

Sie sind auf dem besten Weg Nichtraucher zu werden, und zwar ohne psychischen Entzug, denn bisher konnten wir ja keinen Nachteil finden, wenn Sie Nichtraucher werden. Die psychischen Entzugserscheinungen werden bei Ihnen nach der letzten Zigarette nicht auftreten, da Sie die definitive Entscheidung, Nichtraucher zu werden, *vor* der letzten Zigarette getroffen haben und wissen, dass es richtig ist. Sie werden nicht *versuchen* aufzuhören, was Unsicherheit und damit Entzug zur Folge hätte, sondern Sie *wissen*, dass Sie nie mehr rauchen wollen! Diese endgültige Entscheidung zu fällen ist vielleicht das Schwierigste beim Aufhören, denn sie ist mit voller Überzeugung nur dann möglich, wenn Sie sich eingestehen, dass Sie Jahre lang nur glaubten von der Illusion Zigarette abhängig zu sein. Erst dann erkennen Sie nämlich an, dass es wirklich keinen Sinn gemacht hat zu rauchen und Sie jahrelang an der Nase herumgeführt wurden.

Zugegebenermaßen hatte aber auch ich in der Anfangszeit gedankliche Assoziationen auf mein Nichtraucherdasein. Ich unterscheide allerdings klar zwischen psychischem Entzug, den ich tatsächlich nie hatte, und gedanklichen Assoziationen. Sie mögen dies jetzt vielleicht als Haarspalterei ansehen, aber das ist es nicht. Wie gesagt, psychischer Entzug bedeutet, dass Ihnen das Rauchen fehlt, gedankliche Assoziationen sind mentale Begleiterscheinungen, wie z.B. der trainierte Griff in die Westentasche, in der sich die Zigaretten befanden. Es können auch andere Erscheinungen sein, die Sie aber nicht stören werden. Im Gegenteil, Sie werden sich sogar darüber freuen, da sie Ihnen anzeigen, dass Sie auf dem Weg der Besserung sind.

19   Die Angst vor körperlichen Entzugserscheinungen

Das Auftreten schwerer körperlicher Entzugserscheinungen ist ein weiterer großer Irrtum, der in unserer Gesellschaft weit verbreitet ist. Zunächst einmal müssen wir festlegen, was wir uns unter körperlichem Entzug vorzustellen haben und wie wir ihn definieren müssen.

Immer wieder höre ich von allen möglichen Ex-Rauchern, dass sie teilweise schwere körperliche Entzugserscheinungen monatelang durchmachen mussten. Auch die meisten Experten sprechen von allen möglichen körperlichen Entzugserscheinungen, mit denen der Ex-Raucher rechnen muss. Die Aussagen reichen von nächtlichen Wadenkrämpfen, zitternde Hände, Atemprobleme, Hitzewallungen, Sodbrennen, ein starkes Hungergefühl, Übelkeit und anderes in dieser Richtung.

Ich habe nie derartiges erlebt, weil es keine körperlichen Entzugserscheinungen gibt. Es gibt lediglich schwache und unbedeutende *körperliche Begleiterscheinungen*, die es nicht einmal wert wären erwähnt zu werden. Der einzige Grund, warum ich sie dennoch erwähnen muss, sind die völlig falschen Vorstellungen der Raucher (und leider oft eben auch der Ex-Raucher).

Das Nikotin verlässt innerhalb kurzer Zeit, maximal sind es zwei oder drei Tage, vollständig Ihren Körper. Warum hat ein Ex-Raucher dann körperliche Entzugserscheinungen? Die Gründe entsprechen denen der psychischen Entzugserscheinungen. *Körperlicher Entzug existiert in Wirklichkeit nicht, sondern nur scheinbar unter zwei Voraussetzungen:*

1. Wenn Sie ein Verlustgefühl haben (bzw. *glauben*, einen Verlust zu erleiden)
2. Wenn Sie an den psychischen und körperlichen Entzug *glauben* und Angst davor haben

Haben Sie also kein Verlustgefühl *und* keine Angst vor Entzugserscheinungen, treten lediglich schwache körperliche Begleiterscheinungen auf.

Von körperlichem Entzug kann nicht die Rede sein. Wichtig in diesem Zusammenhang sind die engen Wechselwirkungen von körperlichen und psychischen Entzugserscheinungen. Es ist absolut sicher, dass die starken körperlichen Entzugserscheinungen, wie z.B. Wadenkrämpfe, Übelkeit und dergleichen mehr, im Falle des Rauchens ausschließlich von psychischen Entzugserscheinungen herrühren. Der Grund ist, dass Nikotin zum Großteil innerhalb weniger Tage körperlich fast vollständig abgebaut ist, wie soll es da möglich sein, dass der Körper noch Wochen später danach verlangt?

Die auftretenden körperlichen Begleiterscheinungen würde ich als eine kurzfristige, leichte Lebensbeeinträchtigung beschreiben. Es sind keine Schmerzen, die Sie erleiden müssen, sondern – im Gegenteil - ein Genuss sich selbst wieder zu spüren und sich mit jedem Tag einfach besser zu fühlen.

20   Die Angst vor Gewichtszunahme

Vermutlich gehen auch Sie davon aus, dass Sie deutlich an Körpergewicht zunehmen werden, nachdem Sie die letzte Zigarette geraucht haben. Manche Raucher hören trotzdem auf und nehmen diesen großen Nachteil bewusst in Kauf, weil sie mehr Vor- als Nachteile mit dem Nichtrauchen verbinden. Andere geben nach einigen Wochen das Nichtrauchen entnervt auf, weil sie befürchten zu platzen, wenn sie nicht bald wieder rauchen dürfen. Nach meiner Erfahrung schätze ich, dass ungefähr 90 Prozent aller Raucher, die aufhören, deutlich an Gewicht zulegen, häufig zehn Kilogramm und mehr. Diese Gewichtszunahme erfolgt aber nicht in einem Jahr, sondern oft schon innerhalb der ersten Monate.

Bevor Sie jetzt das Buch entnervt (oder erleichtert?) beiseitelegen, kann ich Ihnen nochmals versichern, dass Sie mittel- und langfristig an Gewicht nicht zunehmen werden, es sei denn, Sie wollen das. Kurzfristig ist es aber gut möglich, dass Sie drei oder vier Kilogramm zulegen werden. Diese kurzfristige Gewichtszunahme hat nur eine Ursache. Sie werden aller Wahrscheinlichkeit nach in den ersten vier Wochen mehr essen als notwendig. Der eine Grund ist, dass sich Ihre Geschmacksnerven wieder voll entfalten und das Essen einfach besser schmeckt. Der andere Grund ist, dass Sie die Zufuhr des Nikotins gestoppt haben und der daraus folgende Nikotinhunger fast identisch zu dem Hunger nach Nahrung ist.

Jeder Raucher, der seine Nikotinzufuhr stoppt, hat eine begrenzte Zeit ein verstärktes Hungergefühl. Sie müssen sich aber darüber im Klaren werden, dass Sie diesen Nikotinhunger nur dann stillen können, wenn Sie eine Zigarette rauchen. Also haben Sie als Nichtraucher zwei Alternativen: Sie können entweder in den ersten drei bis vier Wochen tatsächlich genauso essen, wie Sie es als Raucher getan haben und werden nicht zunehmen, oder Sie essen tatsächlich mehr, ohne das Hungergefühl stillen zu können –
und werden etwas zunehmen. Sollten Sie nach vier Wochen drei oder vier Kilogramm Gewicht zugelegt haben, ist dies nicht weiter tragisch, denn spätestens nach dieser Zeit wird sich das Hungergefühl wieder normalisieren. Sie werden dann wieder zu Ihren alten Essgewohnheiten und –mengen zurückkehren und Ihr ursprüngliches Gewicht automatisch erreichen.

Oft ist es aber sogar so, dass Sie nach einer gewissen Zeit ohnehin Ihre Ernährung umstellen wollen und zudem beginnen, wieder mehr Sport zu treiben. Wenn Sie aktiver sind, mehr Obst, Gemüse und Salate essen, sich also gesünder ernähren, werden Sie sogar als frischgebackener Nichtraucher einige Pfunde verlieren.

Diese kurz- bis mittelfristige Gewichtsreduzierung nachdem Sie Nichtraucher geworden sind, ist nur deshalb möglich, weil Sie mit dem Rauchen ohne Entzugserscheinungen aufhören. Die oft schlimmen Entzugserscheinungen vieler Ex-Raucher, auch noch nach Monaten, sind dagegen die eigentliche Ursache der mittel- und langfristigen Gewichtszunahme. Wie oft wurde ich gewarnt, dass ich viele Kilogramm an Gewicht zunehmen werde, wenn ich mit dem Rauchen aufhöre und nichts von alledem ist eingetroffen. Warum ist das so? Weil ich keinerlei psychischen Entzug leiden musste und aus Verzweiflung weder mehr gegessen habe, noch Ersatzbefriedigungen wie Schokolade, Chips, Erdnüsse und dergleichen mehr in mich hinein geschaufelt habe. Dies ist der wahre Grund der rapiden Gewichtszunahme von Ex-Rauchern. Es hat auch nichts mit dem Stoffwechsel zu tun, der sich nach Beendigung der Nikotinzufuhr auf wundervolle Weise verlangsamen soll. Der Grund ist ebenso einfach wie einleuchtend – das Nikotin ist einen Tag nach der letzten Zigarette fast schon komplett aus dem Körper abgebaut und spielt keine Rolle mehr. Warum sollte also ein Ex-Raucher auch nach Monaten noch weiter an Gewicht zunehmen? Es gibt keinen Grund, außer den vorher genannten Ersatzbefriedigungen infolge der psychischen Entzugserscheinungen.

Immer, wenn ich jemandem erzählte, dass ich mit dem Rauchen aufgehört habe, kam als erste Frage, wie es mir geht und ob ich glaube, dass ich es schaffen werde. Als zweite Frage kam, wie viel ich an Gewicht zugelegt hätte. Die Gesichter der Raucher glichen sich allesamt, wenn ich erklärte, dass es mir gut gehe und ich kein Gewicht zugelegt habe.

Spätestens in diesem Augenblick hätte auch ein Außenstehender den Unterschied zwischen einem Raucher und einem Nichtraucher bemerkt, und zwar an dem Gesichtsausdruck. Der Nichtraucher nahm diese Aussage zur Kenntnis, wenn vielleicht auch etwas verblüfft. Der aktive Raucher war meistens baff und starrte mich ungläubig an. Das wirklich verblüffende aber war, dass die Raucher nicht wirklich weiter fragten und sich dafür interessierten, wie dieses ungewöhnliche Ergebnis zustande kam, sondern meistens sehr schnell das Thema wechselten oder sich umso mehr wunderten, warum mir die Anwesenheit von Rauchern nichts ausmachte (und natürlich immer noch nichts ausmacht).

Als Ergebnis können Sie festhalten, dass Sie höchstens kurzfristig das eine oder andere Kilo zunehmen werden, aber genauso schnell wieder abnehmen werden. Wenn Sie aber überhaupt nicht zunehmen wollen, so ist das auch völlig problemlos möglich. Hierzu ist es nur notwendig, dass Sie sich immer wieder vor Augen halten, dass das Hungergefühl nach Nikotin und Essen nahezu identisch ist und durch die Nahrungsaufnahme nicht verschwindet.

Sie können den Nikotinhunger mit Fieber bei einer Grippe vergleichen. Das Fieber ist ein Symptom, das Ihnen die Heilung von der Grippe anzeigt, ebenso wie der Hunger nach Nikotin ein Zeichen ist, dass Sie nicht mehr rauchen und von der Krankheit Rauchen geheilt werden. Genießen Sie diesen Zustand so wie Sie sich auch freuen, wenn Ihr Fieber die Grippe bekämpft.

21   Die Angst vor dem Rückfall

Fassen wir das bisherige Ergebnis an dieser Stelle zusammen:

- Die *Vorteile* des Nichtrauchens sind: Freiheit, Gesundheit, Selbstachtung, Selbstvertrauen, Geld und Sinnesfreuden. Das finde ich enorm.

- *Nachteile* nicht mehr zu rauchen existieren nicht. Sie gibt es nur in Ihrem Kopf als Raucher. Ein Nichtraucher hat keine Ängste nicht zu rauchen, also sieht er keine Nachteile, die damit verbunden sind. Im Gegenteil, Sie würden einem Nichtraucher große Angst einjagen, wenn er gefährdet wäre, rauchen zu müssen! Tatsächlich hat er recht, und wenn Sie in Kürze auch entscheiden sollten, Nichtraucher zu werden, werden Sie sich dieser Meinung anschließen.

Ob Sie das jetzt schon können, hängt davon ab, inwieweit Sie noch Angst vor dem Nichtrauchen haben. Glauben Sie, dass Sie Nachteile haben werden, weil Sie auf den Geschmack der Zigarette verzichten müssen, oder haben Sie Angst, das Leben nicht mehr so gut bewältigen zu können? Haben Sie Angst vor irgendwelchen Entzugserscheinungen, Angst an Gewicht zuzulegen? Glauben Sie, dass das Leben ohne Zigaretten nicht mehr so schön sein wird? Nein, es wird viel schöner werden als Sie sich vorstellen können!

Wenn Sie all diese Fragen bereits jetzt mit einem klaren Nein beantworten können, stehen Sie schon an der Schwelle zum Nichtraucher. In diesem Fall bräuchten Sie auch keine Angst mehr vor einem Rückfall zu haben, warum auch? Wieso sollten Sie rückfällig werden, wenn Sie keinen Sinn im Rauchen sehen und es Ihnen grundlegend besser geht? Die Angst vor einem Rückfall gibt es nur deshalb, weil die anderen Ängste existieren.

Wie Sie noch sehen werden, gibt es zwar absolut keinen Grund wieder rückfällig, d.h. Raucher, zu werden, trotzdem bleibt die Frage, warum es dann so häufig, auch noch nach vielen Jahren (oder gerade deshalb?) geschieht. Tatsache jedenfalls ist, dass Sie auch davor keine Angst zu haben brauchen. Sollte es Ihnen wirklich passieren, dass Sie wieder anfangen zu rauchen, so haben Sie dennoch eine gewisse Zeit nicht geraucht. Das Schlimmste, was Ihnen also als künftiger Nichtraucher passieren kann ist, dass Sie, anstatt Ihr künftiges Leben in Freiheit zu verbringen, freiwillig wieder in das Gefängnis des Rauchens zurückgehen. Trotzdem werden Sie in diesem Fall weiter sein als heute, denn:

Jeder Tag, an dem Sie nicht rauchen müssen, ist ein schöner Tag, gleichgültig wie viele Tage es in Ihrem künftigen Leben sein werden!

22   Die Spirale der Ängste

Jede Angst für sich ist für einen Raucher bereits Grund genug, nicht einmal an das Aufhören zu denken. Für mich, wie gesagt, waren die Horrormeldungen über die starken Entzugserscheinungen und die dementsprechend eigenen Erfahrungen der Hauptgrund, dass ich nie ernsthaft an das Aufhören denken konnte. Aber zu diesen Ängsten kommen ja noch weitere Ängste hinzu und alle sind miteinander verknüpft. Ein Raucher, der Angst vor dem starken psychischen Entzug hat oder ganz einfach die falsche Vorgehensweise wählt, wird den Entzug spüren. Infolge der Wechselwirkungen zwischen psychischen und körperlichen Entzugserscheinungen wird er in diesem Fall zusätzlich über starken körperlichen Entzug klagen, alleine seine enorme Willenskraft lässt ihn dann noch einige Zeit Ex-Raucher bleiben. Allerdings wird er in einer derartigen Situation auf Ersatzbefriedigungen zurückgreifen, um überhaupt durchhalten zu können. Übermäßiges Essen, mehr Alkohol, Schokolade und andere Süßigkeiten werden sein Gewicht in die Höhe schnellen lassen, was zu zusätzlichem Frust führt. Immer mehr wird dann die Angst hinzukommen, dass er womöglich rückfällig wird. Er fühlt sich zusehends schlechter. Die Spirale beginnt sich zu drehen und spätestens jetzt, wenn nicht schon vorher, beginnt er zu denken, dass das Leben mit Zigaretten doch besser wäre. Er kann sich nicht vorstellen, sein Leben lang auf Zigaretten verzichten zu können. Mit diesem Denken wird der psychische Entzug, den er ja ohnehin schon durchstehen muss, noch schlimmer und es wird nur noch eine Frage der Zeit sein, bis er tatsächlich rückfällig wird und sich die erste Zigarette anzündet. *Diese Spirale müssen Sie durchbrechen!* Ansonsten werden Sie die Freiheit der letzten Zigarette nie erleben.

Wenn Sie Ihre Ängste abgebaut haben, sind Sie dabei, sich von Ihrem Status „Raucher" zu verabschieden und die Seiten zu wechseln. Ihre Ängste sind nämlich nur die eine Seite der Medaille, aber die mindestens ebenso wichtige Sache ist es, sich als künftiger *Nichtraucher* die Vorteile klarzumachen, die man hat, wenn man nicht mehr rauchsüchtig ist. Diese Motivationsliste ist der zweite Schritt, wenn Sie sich mit Ihrem neuen Status als *Nichtraucher* identifizieren.

23   Vorteile des Nichtrauchers

Welche Vorteile bietet Ihnen das Nichtrauchen, d.h., wie sieht Ihre *Motivationsliste* aus? Die Motive sind in der Reihenfolge aufgeführt, so wie sie für mich am wichtigsten sind. Für Sie kann sich eine völlig andere Reihenfolge ergeben; wichtig dabei ist nur, dass Sie das Motivationsbündel registrieren, d.h. Sie niemals nur wegen einem Motiv aufhören, sondern immer aufgrund aller nachfolgend aufgeführten Motiven.

1. Freiheit

Sie sind als Nichtraucher nicht mehr abhängig und haben wieder die Kontrolle über Ihr Handeln. Sie sind frei und nicht mehr Sklave der Zigaretten. Oder anders ausgedrückt: Die Angst rauchen zu *müssen* ist völlig verschwunden.

- Frei, weil Sie nie mehr mit schlechtem Gewissen rauchen müssen, immer die furchtbare Angst im Nacken, morgen mit Lungenkrebs aufzuwachen oder sich eine andere schlimme Erkrankung einzufangen.
  Ich habe meine letzte Zigarette am 29.09.1999 geraucht und ich würde heute diesen Tag als den Tag meiner zweiten Geburt bezeichnen. Das dumpfe Bewusstsein, sich jeden Tag ein bisschen hinzurichten und nichts dagegen tun zu können, müssen Sie einfach nur umdrehen. Statt in Angst und Dunkelheit zu leben, gefangen in der Sucht, leben Sie als Nichtraucher glücklich in Freiheit und sehen wieder die Sonne. Diese Freiheit, wieder das zu tun, was Sie wirklich wollen, ist der eigentliche Gewinn, wenn Sie Nichtraucher werden. Daher ist und war diese wiedergewonnene Freiheit für mich der Hauptmotivationsfaktor, nie mehr zu rauchen.

Wie sah in meinem Fall diese Dunkelheit aus? Vielleicht glauben Sie mir nicht, aber ich war mit 36 Jahren bereits soweit, meinen Vorruhestand zu planen, da ich überzeugt war, nie mit dem Rauchen aufhören zu können. Da ich mir den Gesundheitsschädigungen der Rauchsucht bewusst war, sah ich es als wahrscheinlich an, nicht viel älter als 65 Jahre alt zu werden. Daher musste ich nach Alternativen suchen, um einige Jahre früher aus dem Beruf ausscheiden zu können, um die Möglichkeit zu haben, wenigstens noch einige Jahre das Leben „in Freiheit" zu genießen. Auf die Nächsten gelegene Lösung, einfach mit dem Rauchen aufzuhören, kam ich nicht bzw. hatte nicht die geringste Ahnung, wie ich dies anstellen sollte. Dies macht die Sucht aus Menschen. Sie können nicht mehr klar denken und liefern sich hilflos aus.

Heute bin ich frei und freue mich über jeden neuen Tag. Ich rechne damit, 100 Jahre alt zu werden. Vielleicht werde ich doch nur 65 Jahre alt, oder muss sogar noch früher sterben. Aber wenn das so ist, brauche ich mir keine Vorwürfe zu machen und muss dies akzeptieren. Mein Leben aber, und das ist das Wichtigste, erhielt Tag für Tag, egal wie es ausgehen mag, eine andere, höhere Qualität.

Aber hüten Sie sich. Die große Angst vor einer schlimmen Erkrankung reicht nicht aus, dass Sie nie mehr rauchen. Ansonsten würden bereits Millionen von Menschen nicht mehr rauchen, und auch ich hätte bereits vor zehn Jahren meine letzte Zigarette geraucht. Allerdings führt diese permanente Angst dazu, dass der psychische Leidensdruck, und damit auch der Wunsch, nie mehr zu rauchen, sehr viel größer wird. Stellen Sie sich doch bloß vor, dass Ihnen Ihr Arzt in zehn Jahren mitteilt, Sie hätten Lungenkrebs. Ursache: Rauchen! Wie müssen Sie sich fühlen? Ist das die Freiheit des Marlboro-Cowboys? Die Mitteilung und das Wissen um diese Krankheit ist jedoch weitaus geringer einzuschätzen als die Tatsache und das Wissen, dass nur Sie alleine Schuld daran hätten. Sie haben sich jahrelang bewusst (oder teilweise auch unbewusst) vergiftet. Versetzen Sie sich immer wieder in die Lage des bedauernswerten Menschen, dem diese Nachricht übermittelt wird. Für ihn ist es dann meist zu spät. Versetzen Sie sich vor allem aber immer wieder in den glücklichen Menschen, nämlich den Nichtraucher, dem diese Nachricht vermutlich erspart bleibt. Wie glücklich können Sie sich als Nichtraucher schätzen, dass Sie sich vor einer schlimmen Krankheit, dem Rauchen, ein für allemal *befreit* haben!

Der Hauptgrund, warum Raucher es nicht, oder nur mit großer Willenskraft, schaffen, aufzuhören, ist die Tatsache, dass sie den großen Gewinn an Freiheit, den sie als Nichtraucher erfahren, leider nicht erkennen. Sie sind mehr damit beschäftigt, ihrer Zigarette nachzutrauern, als zu erkennen, dass sie von einer Krankheit befreit wurden, und zwar von einer schrecklichen Krankheit, die Ihnen täglich furchtbare Angst eingejagt hat, enorm bedrückt hat, die Lebensqualität stark herabgesetzt hat und vermutlich das Leben verkürzt hätte. In dem Moment, in dem Sie die große Freiheit Ihrer letzten Zigarette erkennen, ist der Rest meist nur noch eine Kleinigkeit, denn dann sagen Sie nicht mehr „ich muss aufhören, denn es ist besser für mich, obwohl ich eigentlich nicht will", sondern Sie schreien förmlich heraus „ich bin froh, dass ich mich nicht mehr selbst vergiften muss und freue mich auf ein neues Leben!"

- Frei bedeutet z.B. auch, dass Sie nie mehr nachts bei Regen zur nächsten Tankstelle laufen müssen, um sich Nachschub zu holen. In diesen Momenten wurde mir meine Abhängigkeit immer besonders bewusst.
- Frei sind Sie auch, weil Sie nie mehr sehnsüchtig während dem Essen, eines Meetings, einer Diskussionsrunde oder einem Kinofilm auf das Ende oder eine Pause warten müssen, um Ihre Entzugserscheinungen zu mildern. Frei, weil Sie nie mehr Entzug leiden müssen, wenn Sie eine längere Flugreise antreten müssen.
- Frei, weil Sie nie mehr nach Wechselgeld für den Automaten betteln müssen
- Frei, weil Sie nie mehr das Gefühl haben müssen unangenehm für Nichtraucher nach Nikotin und Rauch zu stinken. Ich dachte mir zwar schon während meines Raucherdaseins, dass es für meine Mitmenschen nicht sehr angenehm sein muss, meinen Geruch zu ertragen, aber ich war entsetzt, dass man als Raucher tatsächlich stinkt.
- Frei, weil Sie nie mehr bei minus zwanzig Grad während einer Party frierend und zitternd auf dem Balkon stehen und rauchen müssen, während sich alle anderen Gäste in der warmen Wohnung gut amüsieren.
- Frei, weil Sie sich keine Gedanken mehr machen müssen, ob Sie, egal wo Sie sich gerade befinden, rauchen dürfen oder nicht, auch nicht, wenn Sie einen vierwöchigen Krankenhausaufenthalt hinter sich bringen müssen.

Diese Liste ließe sich fast beliebig fortführen. Der entscheidende Punkt ist aber, dass Ihnen diese neue, wiedergewonnene Freiheit *sofort* widerfahren wird, und zwar Tag für Tag. Ich betone in diesem Zusammenhang das Wort „*wiedergewonnen*", denn vielleicht erinnern Sie sich noch an die Zeit vor Ihrer ersten Zigarette. Jedenfalls ist diese Freiheit, die Sie erhalten genau die Freiheit, die Sie vor Ihrer ersten Zigarette bereits hatten und die jeder Nichtraucher hat. Da Sie aber vielleicht über Jahrzehnte auf diese Freiheit verzichten mussten, geht es Ihnen in gewisser Weise sogar besser als einem Nichtraucher, der noch nie geraucht hat und für den diese Freiheit nichts Besonderes ist. Daher ist diese wiedergewonnene Freiheit so wichtig für mich.

2. Gesundheit

Sie werden als Nichtraucher mit ziemlich hoher Wahrscheinlichkeit gesünder leben. Natürlich, Sie haben recht, auch als Nichtraucher kann es Ihnen gesundheitlich schlecht gehen. Sie können eine schlimme Erkrankung bekommen, nur ist die Wahrscheinlichkeit wesentlich geringer. Es geht außerdem auch nicht nur um die Erkrankung an sich. Schon alleine die Tatsache, dass Sie sich ohne Zigarette gesünder fühlen werden, wird dazu führen, dass Sie befreiter und agiler sein werden.

Sie werden sich aber nicht nur gesünder fühlen, sondern tatsächlich gesünder sein. Sie werden wesentlich mehr Energie haben als momentan, Sie werden nicht mehr so schlapp und müde sein. Der dumpfe Kopfschmerz und der ständig benebelte Kopf werden nicht mehr vorhanden sein, Ihre Widerstandskraft gegen Erkältungen und Grippe wird steigen. Auch psychisch werden Sie gesünder sein, denn Sie wissen, dass Ihr Körper weniger Gifte aufnehmen muss, was bereits zu einem Abbau der Ängste führt. Ihr Blutdruck wird weniger hoch sein, Ihr Kreislauf stabiler.

Das Schlimme an der Sache ist, dass Sie als Raucher gar nicht mehr registrieren, wie schlecht es Ihnen eigentlich geht. Für sie ist ihr Zustand „normal". Wenn Sie müde sind, dann ist es die Frühjahrsmüdigkeit oder Sie sind einfach überarbeitet. Wenn Sie Kopfschmerzen haben, ist es der Wetterumschwung. Haben Sie einen hohen Puls gehen Sie davon aus, dass Sie sich vielleicht eine Erkältung eingefangen haben. Aber glauben Sie nicht auch, dass zumindest ein Teil Ihres Wohlbefindens auf die Tatsache zurückzuführen ist, dass Sie rauchen?

Auch hier ließe sich die Liste unendlich fortführen. Teilweise werden Sie sehr schnell gesundheitliche Verbesserungen spüren, teilweise natürlich erst sehr viel später. Aber ist es nicht ein Wunder, dass sich Ihr Körper, den Sie vielleicht über zwanzig Jahre mit Gift gefoltert haben, nach einigen Jahren fast vollständig regeneriert haben wird? Dies soll Sie aber natürlich nicht dazu verleiten, das Aufhören (wieder einmal) auf einen späteren Zeitpunkt zu verschieben. Erstens sagte ich, dass Ihr Körper sich fast regeneriert, also nicht vollständig, zweitens wird diese Phase umso länger dauern, je länger Sie weiterrauchen und drittens müssen Sie sich bewusst machen, dass jede weitere Zigarette Ihrer Gesundheit nicht nur schadet, sondern unter Umständen der Auslöser für Schlimmeres ist.

Der Fehler in der herkömmlichen Sichtweise ist doch, dass sich der Raucher ständig ausmalt, welch schlimme Erkrankungen er bekommen kann, wenn er weiterraucht. Er sucht permanent einen Weg, wie er beides erreichen kann, zu rauchen und gleichzeitig die Gefahr zu reduzieren oder sogar völlig auszuschließen, eventuell krank zu werden. Er kauft sich Bücher über gesunde Ernährung, womöglich speziell für Raucher, macht vielleicht mehr Sport, etc. Auf die einfachste Lösung scheint er nicht zu kommen, nämlich sich einfach zu überlegen und auszumalen, wie es wäre, wenn er Nichtraucher ist?

Ich weiß dies so gut, da ich selbst genau diesen Fehler jahrelang machte und dadurch 200 000 Zigaretten rauchen musste. Ich steigerte mich immer nur hinein, welche schlimme Erkrankungen ich vom Rauchen bekomme könnte. Ich zog die Möglichkeit erst gar nicht in Betracht, jemals Nichtraucher werden zu können. Ich malte mir nie aus, wie schön es wäre, Nichtraucher zu sein und mir über die schlimmen Folgen der Rauchsucht keine Gedanken mehr machen zu müssen.

Sehen Sie die Gesundheit nicht durch das Rauchen in Gefahr, sondern durch das Nichtrauchen gefördert. Krankheiten sind die wahrscheinlichen Folgen des Rauchens, Gesundheit die wahrscheinlichen Folgen des Nichtrauchens.

Sicherlich wissen Sie diese simple Tatsache bereits jetzt schon. Aber der große Unterschied ist, dass Sie langsam die Möglichkeit in Erwägung ziehen können, tatsächlich in absehbarer Zeit Nichtraucher zu werden. Sie brauchen nicht mehr zu sagen: „Ja, ja, ich weiß, würde ich nicht rauchen, wäre ich vermutlich gesünder" bzw. „Ja, ja, ich rauche und lebe ungesünder, aber usw. usw." Was nun folgt, sind alle möglichen Ausreden, wie Sie Ihre Sucht einigermaßen rechtfertigen können. *Sie* können bald sagen „Juhu, ich rauche nicht mehr und weiß, dass ich viel gesünder lebe. Das ist ein Riesenvorteil für mich und darüber bin ich froh!" Kehren Sie also die Sache einfach um. Verabschieden Sie sich von Ihrem Ziel, zu rauchen *und* gesund zu bleiben. Diese Wahrscheinlichkeit ist auf Dauer gering und bringt Ihnen zudem eine schlechtere Lebensqualität. Entscheiden Sie sich für den viel einfacheren und sicheren Weg, nicht mehr zu rauchen und gesund zu bleiben!

3. Selbstachtung

Erinnern Sie sich noch an die Geschichte meines Krankenhausaufenthaltes? Wie gesagt, meine Angst längere Zeit nicht rauchen zu können, war unbegründet. Ich vergaß für einen Moment, dass ein Raucher, sofern er halbwegs bei Bewusstsein ist, immer eine Möglichkeit findet zu rauchen. Ich wäre wohl auch nach einer gewissen Zeit, wenn die Entzugserscheinungen zu groß geworden wären, mit dem Bett die Treppen in den Hof gerollt. So aber stand ich, bereits drei Stunden nach dem Eingriff, bei minus fünf Grad im Dezember stolz auf dem Hof vor dem Krankenhaus, in der linken Tasche meines Mantels meine Blutflasche und in der Hand meine Zigarette. Stolz, weil ich doch so stark bin und sogar wenige Zeit nach der Vollnarkose wieder rauchen konnte. Ein jämmerliches Bild muss dies gewesen sein, wie ich zitternd und frierend so in der Kälte vor dem Krankenhaus stand und das Gift wieder in mich hineinpumpte. Aber ich war nicht alleine, der Aschenbecher war jeden Tag randvoll und meistens war ich von anderen Rauchern umgeben.

Als Nichtraucher brauche ich nicht mehr frierend in der Kälte stehen. Für mich ist es enorm wichtig, dass ich meine Selbstachtung wiedererhalten habe – und damit automatisch mehr Selbstbewusstsein. Für viele Raucher ist dies immer wieder Anlass, über den eigenen Ausstieg nachzudenken. Leider bleibt es beim Nachdenken, denn die meisten Raucher wissen nicht, wie sie aufhören sollen. Und somit ist der Verlust an Selbstachtung für die meisten Raucher vielleicht sogar noch schlimmer als alles andere, denn gerade dann müssen Sie quasi tatenlos mit ansehen, wie sie von unserer „Gesellschaft" immer mehr „hingerichtet" werden. In der Öffentlichkeit dürfen Sie bald nirgends mehr rauchen, ständig werden neue Rauchverbote verhängt. Obwohl der Zigarettenverbrauch in Deutschland kaum sinkt, werden Sie als

Raucher inzwischen geächtet. Ich frage mich nur mit welcher Berechtigung? Wo sind denn die ganzen Nichtraucher? Und vor allem: Was haben uns denn diese Rauchverbote bisher gebracht?

Die Selbstachtung geht spätestens dann verloren, wenn der Raucher erkennt, dass er es nicht schafft mit dem Rauchen aufzuhören, manchmal nicht einmal einen Tag. Ich selbst weiß wovon ich spreche. Ich habe zweimal die Erfahrung gemacht, dass ich nicht einmal einen Tag in der Lage war auf Zigaretten zu verzichten. Erst in diesem Augenblick wurde mir klar, in welcher Abhängigkeit ich mich befand. Es war eine schwere Niederlage, die ich so schnell wie möglich verdrängte. Heute ist das Gegenteil der Fall. Ich kann wieder beruhigt in den Spiegel schauen und bin froh, dass ich niemand mehr fragen muss, ob ich rauchen darf oder nicht und mich für diese Frage auch noch verachten muss.

4. Selbstvertrauen

Jede Drogensucht hat unweigerlich die Konsequenz zur Folge, dass nicht mehr Sie, sondern die Droge das Handeln bestimmt. Die Abhängigkeit von der Zigarette bedeutet, dass Sie Ihr Vertrauen verloren haben, ohne Nikotin leben zu können. Spätestens aber wenn Sie Ihre letzte Zigarette ausgedrückt haben, werden Sie unmittelbar danach das wunderbare Gefühl erleben, wie schön es ist, das Vertrauen in seine eigene Leistungsfähigkeit zurückzubekommen. Sie werden erkennen, dass Sie die Zigarette nicht benötigen, um zu überleben, im Gegenteil, jedes Lebewesen ist von der Natur so ausgestattet, dass es ohne Drogen wesentlich besser (über)leben kann. Wieso sollte Ihnen die Zigarette auch Selbstvertrauen schenken? Es macht Sie nur krank und nervös, unsicher, weil Sie sich nach längerer Zeit ohne Nikotin nur als halber Mensch fühlen.

Nach Ihrer letzten Zigarette werden Sie nicht nur vermuten, sondern wissen, dass Sie von nun an wesentlich leistungsfähiger sein werden. Je länger Sie nicht mehr rauchen, umso selbstbewusster werden Sie, denn umso klarer wird es für Sie und für Ihre Menschen, dass Sie Ihre Krücke nicht mehr brauchen und wieder ein eigenständiger und klardenkender Mensch ohne Drogen sind. Die Energiespritze, die Sie erhalten werden, wird automatisch für eine höhere Leistungsfähigkeit, und damit für mehr Anerkennung und mehr Selbstbewusstsein sorgen. Fast jeder Raucher, egal ob er es zugibt oder nicht, hat den Wunsch aufzuhören und wird Sie demnach beneiden, vor allem, wenn Sie auch nach Wochen weder an Gewicht zugelegt haben noch an irgendwelchen Entzugserscheinungen leiden und einfach nur glücklich und zufrieden sind, ohne schlechte Laune zu haben oder gereizt zu sein; im Gegenteil, Sie werden mehr Zufriedenheit als jemals zuvor ausstrahlen.

Mindestens 95 Prozent aller Raucher scheitern dauerhafter Nichtraucher zu werden, viele versuchen nicht einmal aufzuhören. Nur höchstens 5 Prozent der Raucher schaffen es bei einem Aufhörversuch, davon endgültig loszukommen. Das bedeutet, dass die meisten Raucher, zurzeit jedenfalls noch, rückfällig werden. Sobald *Sie* aber definitiv wissen, nie mehr rauchen zu müssen, können Sie sich zu den Ausnahmen zählen. Sie sind für immer Nichtraucher und können wirklich stolz auf sich sein. Dies wird Ihnen einen kräftigen Schub an Selbstvertrauen geben, denn Sie haben etwas geschafft, wovon Millionen Menschen auf der Welt träumen, nämlich leicht und mit Spaß dauerhaft nicht mehr rauchen zu müssen. Außerdem bekommen Sie in diesem Fall automatisch ein größeres Selbstvertrauen, da Sie weniger Angst vor Krankheiten haben und gesünder leben. Sie werden über eine *innere Stärke* verfügen, die Ihnen noch unbekannt ist, nach dem Motto: Was kann mir passieren? Und wenn doch ein schwieriges Problem auftritt, dann löse ich auch diese Schwierigkeiten, schließlich habe ich mich von einer belastenden Sucht befreit.

5. Geld

Für mich persönlich war die Aussicht viel Geld zu sparen nur der vorletzte Punkt in einer langen Kette. Trotzdem ist die Aussicht in den nächsten Jahren viele tausend Mark zu sparen ein sehr angenehmer Nebeneffekt. Wenn man von der Masse der Raucher ausgeht, rechne ich mit zwanzig Zigaretten täglich. Dies sind aktuell ungefähr fünf Euro. Dies bedeutet, dass Sie pro Jahr ca. 1 800 Euro sparen. Wenn Sie noch dreißig Jahre leben, haben Sie nach der letzten Zigarette ein kleines Vermögen erwirtschaftet. In meinem Fall sind es ca. 55 000 Euro.

Für die meisten Jugendlichen ist der Hauptgrund mit dem Rauchen aufzuhören das Geld, das sie einsparen. Sie haben noch nicht bewusst erkannt, dass sie süchtig sind, sondern nur registriert, dass es doch nicht so besonders gesund ist und eine Menge Geld verschlingt. Daher rechnet der Jugendliche zusammen, was er einsparen könnte. Natürlich kommen so nur die wenigsten vom Rauchen auf Dauer weg, denn alleine die Motivation Geld zu sparen ist von zu geringer und zu kurzer Dauer. Der aufhörwillige Jugendliche ist von seinem Vorhaben in keiner Weise überzeugt, und spätestens nach einigen Tagen ist er zermürbt - falls er überhaupt so lange durchhält, denn von seinen Kumpels, die nicht gerade begeistert sind, einen Raucher womöglich zu verlieren, bekommt er plötzlich ständig Zigaretten angeboten. Wie nett sie doch sind, vor allem die Kumpels, die noch vor ein paar Tagen ständig nur geschnorrt haben und selbst nie Zigaretten dabeihatten. Irgendwann ist die Willenskraft des Jugendlichen gebrochen und er fängt wieder zu rauchen an.

Die Möglichkeit Geld einzusparen ist ein Motivationsfaktor unter vielen. Natürlich ist die Aussicht, vielleicht 30 000 Euro oder gar mehr Geld einzusparen schön. Aber sie ist nicht so wichtig, wie all die anderen Vorteile, die ein Nichtraucher noch hat – vorausgesetzt, Sie definieren die Lebensqualität so wie ich sie definiere. Außerdem kommt es natürlich auch auf Ihre Zigarettenmenge, Ihr Ausstiegsalter und die Höhe Ihres verfügbaren Einkommens an, wie stark Sie persönlich diesen Vorteil gewichten. Sind Sie bereits sechzig Jahre alt, rauchen „nur" zehn Zigaretten täglich und verfügen über ein hohes Einkommen, wird die Aussicht, Geld zu sparen, nur wenig Motivation geben. Sind Sie zwanzig Jahre alt, rauchen täglich eine Schachtel und verfügen über ein geringeres Einkommen (was ja in diesem Alter normal ist), wird der Aspekt Geld zu sparen ein höheres Gewicht bekommen. Trotzdem wird er auch in diesen Fällen nicht genügen, denn sonst würden viel mehr Jugendliche mit dem Rauchen aufhören können.

Es ist dennoch sehr wichtig, dass Sie sich bewusst machen, wie viel Geld Sie pro Monat sparen, weil Sie gesünder und freier leben. Ist es nicht wunderbar, dabei auch noch Geld zu verdienen? Nehmen wir an, dass Sie 3 000 brutto Euro pro Monat verdienen und eine Schachtel täglich rauchen. Dies entspricht einer Einsparung von ca. 150 Euro netto, was eine Gehaltserhöhung von ca. 250 Euro brutto ausmachen würde, wenn Sie ledig sind. Ich weiß nicht, ob es für Sie schwierig ist, eine ungefähr achtprozentige Gehaltserhöhung zu erhalten, vermutlich schon, aber als Nichtraucher bekommen sie diese gratis dazu.

6. Sinnesfreuden

Auch dies ist ein weiterer Vorteil, den Sie bereits nach wenigen Tagen spüren. Ich habe als Raucher nicht gewusst, was mir alles entging. Zunächst wunderte ich mich, dass alles ganz anders roch und schmeckte. Ich konnte zunächst nicht glauben, dass sich meine Sinne tatsächlich in so kurzer Zeit wieder umstellten. Sie schmecken das Essen wieder als Essen und genießen es noch mehr als früher. Das ist mit ein Grund, dass Sie unter Umständen die ersten Wochen etwas an Gewicht zunehmen werden. Wie heißt es doch so treffend? Das Leben mit allen Sinnen genießen, tun Sie sich keinen Zwang an.

Sie sehen, Nichtrauchen bietet Ihnen große Vorteile. Wie Sie sicherlich bemerkt haben, machen zum Großteil die Vorteile des Nichtrauchens genau die Kriterien aus, die für eine höhere Lebensqualität stehen. Welche Nachteile hätten Sie aber damit? Auf was müssen Sie verzichten, wenn Sie nicht mehr rauchen?

24   Eine Frage der Perspektive

Sicherlich haben Sie nun erwartet, dass ich die Nachteile beschreibe, die auf Sie zukommen, wenn Sie nie mehr rauchen. Es gibt aber keine Nachteile, daher habe ich auf das Kapitel verzichten können. Sie müssen *auf rein gar nichts verzichten und vor rein gar nichts Angst haben!* Es ist aber eine Frage der Perspektive.

Rauchen ist das Gegenteil von Nichtrauchen. Also müssten alle Vorteile des Rauchens identisch zu den Nachteilen des Nichtrauchens sein, genauso wie alle Nachteile des Rauchens zu den vorher genannten Vorteilen des Nichtrauchens übereinstimmen müssten. Das stimmt allerdings nicht immer. Sicherlich stimmt es grundsätzlich von der neutralen Logik her und es gibt für einen Nichtraucher tatsächlich sowohl keine Vorteile, wenn man raucht, genauso wie es absolut keine Nachteile gibt, wenn man nicht raucht. Allerdings wird das ein Raucher völlig anders sehen, denn ansonsten könnte er ja nicht weiterrauchen, es sei denn, er würde ganz klar Farbe bekennen, dass er süchtig ist und rauchen muss! Alle Vorteile, die Sie mit dem Rauchen verbinden, oder anders gesagt, alle Nachteile, die Sie mit dem Nichtrauchen verbinden, sind in Wahrheit keine, sondern werden von Ihnen nur als Raucher so interpretiert und hängen mit dem Wesen einer Sucht zusammen.

Die meisten Raucher geben vor zu rauchen, weil sie sich mit Zigaretten besser konzentrieren oder Langeweile überbrücken können, sie den Stress besser bewältigen würden, sie sich beim Rauchen entspannen, ihnen die Zigarette schmecken würde usw. usw. Die Nachteile eines *nichtrauchenden Rauchers* wären also, dass der Stress weniger gut verarbeitet würde, er sich schlechter konzentrieren könne, er ein Verzicht auf den Geschmack der Zigaretten hätte, usw. Bei ihren Überlegungen machen aber alle Raucher denselben Fehler. *Den nichtrauchenden Raucher gibt es nicht!* Wenn Sie nicht mehr rauchen, sind Sie Nichtraucher und ich habe noch nie gehört, dass Nichtrauchern die Zigaretten schmecken, oder sie damit Stress abbauen wollen und können und dergleichen mehr. Oder glauben Sie, ein Nichtraucher sieht irgendeinen Nachteil in der Tatsache, dass er sich keine Zigarette in den Mund stecken muss? Die Nachteile im Nichtrauchen, die Sie momentan als Raucher noch sehen, entspringen alleine Ihren Ängsten, die Ihnen seit Geburt eingeimpft wurden und weiterhin werden. In Wahrheit sind es also keine Nachteile, sondern nur Ängste, nicht zu rauchen. Da ein Nichtraucher diese Ängste nicht kennt sieht er auch keine Nachteile, wenn er nicht raucht.

Es ist also nur eine Frage, von welcher Perspektive aus Sie die Angelegenheit „Rauchen" betrachten. Als Raucher glauben Sie, dass Sie mehr Vor- als Nachteile hätten, wenn Sie rauchen. Natürlich sehen Sie auch die Nachteile, die mit dem Rauchen verbunden sind – z.B. höhere Gesundheitsrisiken und Einkommensverluste. Mehr Nachteile habe ich jedenfalls nie sehen wollen, aber das spielt ohnehin keine große Rolle, denn der Fehler liegt bereits darin, dass Sie sich mit dem Rauchen befassen und die Vor- und Nachteile Ihrer Sucht miteinander vergleichen. Es liegt auf der Hand, dass Sie grundsätzlich immer mehr Vor- als Nachteile finden werden, um weiterrauchen zu können. Und wenn dies nicht der Fall wäre, würden Sie sehr schnell die Gewichtung verändern, d.h. auch wenn Sie nur einen Vorteil im Rauchen sehen würden, würden Sie diesen über alles andere stellen, selbst wenn Sie 100 Nachteile der Rauchsucht aufzählen könnten und vom Verstand her wüssten, dass Sie ein Trottel sind.

Sie wissen auch so, dass Sie ein Trottel sind, genauso wie ich es jahrelang auch wusste. Ich wusste nur nicht, wie ich mich davon befreien sollte, also redete ich mir mehr Vor- als Nachteile ein. Sie wollen Nichtraucher werden, d.h. Sie wollen den Zustand wieder erreichen, den Sie von Geburt an bereits hatten. Also müssen Sie nicht Ihren jetzigen Stand als Raucher begutachten, sondern Sie müssen wissen, was auf Sie danach zukommt, wenn Sie *Nichtraucher* sind.

Mein Vater war 30 Jahre lang starker Raucher. Das Rauchen war eine wesentliche Ursache seines frühen Todes mit 55 Jahren. Einer seiner Leitsätze war, dass im Leben alles Vor- und Nachteile habe. Ich überprüfte diesen Satz immer wieder und 36 Jahre lang fand ich tatsächlich kaum eine Situation vor, die nicht wirklich sowohl Vor- als auch Nachteile gehabt hätte. Natürlich kommt es, wie gesagt, immer auf die Perspektive bei einer Sache an, d.h. auf die subjektive Bewertung, ob man einen Vorteil bzw. Nachteil sehen will. Aber wenn man mit anderen Menschen über eine bestimmte Sache diskutiert, oder nur selbst einigermaßen objektiv darüber nachdenkt, wird man fast immer mindestens einen Vorteil, aber auch mindestens einen Nachteil finden. Es sollte Ihnen zu denken geben, dass selbst die eingefleischtesten Raucher auch den einen oder anderen Nachteil im Rauchen sehen, kein Nichtraucher aber irgendeinen Vorteil im Rauchen sieht.

Erst heute, viele Jahre später, ist mir bewusst, dass dieser Leitsatz „alles hat Vor- und Nachteile" an den ich ebenfalls geglaubt habe, nicht stimmt. Er stimmt ganz sicher dann nicht mehr, wenn Sie etwas tun müssen, zu dem Sie gezwungen werden, weil Sie süchtig sind. Das Rauchen hat nur Nachteile und bringt Ihnen nicht den geringsten Vorteil, genauso wie das Nichtrauchen nur Vorteile, nicht aber den geringsten Nachteil hat.

Ich verstehe oft nicht, dass die ganzen Diskussionen ums Rauchen oder Nichtrauchen mit derartigen Emotionen geführt werden. Warum denken die Menschen nicht einfach logisch über die ganze Sache nach? Ich glaube inzwischen, der Knackpunkt liegt daran, dass die Nichtraucher einfach nicht verstehen, dass Raucher rauchen müssen und sich oft unter keinen Umständen davon abbringen lassen, während die Raucher zwar oft wissen, dass sie Trottel sind, aber nicht wissen, wie sie aufhören sollen. Die Nichtraucher sind Ihnen keine Hilfe, im Gegenteil, das Unverständnis Ihnen gegenüber führt nur zu Trotzreaktionen.

Ich sehe den einzigen Unterschied zwischen Rauchern und Nichtrauchern in der Tatsache liegen, dass Raucher rauchen und Nichtraucher nicht. Das klingt wieder banal, aber leider sehen viele Menschen zwischen diesen beiden Personengruppen ganz andere, gehörige Unterschiede. Aber die gibt es nicht, jedenfalls nicht für mich. Ich finde nicht, dass Raucher geselliger sind, als Nichtraucher. Diese Meinung wurde uns allen nur eingeimpft, nicht nur den Rauchern, auch den Nichtrauchern. Sie wurde uns genauso eingeimpft, wie die Meinung, dass eine tolle Party mit guter Laune nur mit Hilfe von Alkohol möglich wäre. Genauso wenig finde ich, dass Raucher weniger sportlich sind als Nichtraucher, sie tun sich irgendwann nur sehr viel schwerer, weil sie ihre Lungen einteeren und nach Luft japsen. Genauso wenig finde ich, dass Raucher weniger gesundheitsbewusst sind. Sie sind aber durch Ihre Sucht gezwungen, den Kopf in den Sand zu stecken, da sie genau wissen, dass sie ungesund leben und schlimme Erkrankungen riskieren. Genauso glaube ich nicht, dass Raucher mehr Genussmenschen sind, als Nichtraucher, da Rauchen mit Geschmack nichts zu tun hat.

Ich will Ihnen klarmachen, dass Sie meiner Meinung nach als Nichtraucher derselbe Mensch sein werden, wie als Raucher. Das bedeutet auch, dass die Zigarette genauso wenig zu Ihnen gehört wie bei anderen Menschen.

Nachdem Sie Ihre Ängste kennen gelernt haben ist noch lange nicht gesagt, dass Sie erfolgreich mit dem Rauchen aufhören können. Ich habe von der Grundangst gesprochen, die Sie haben, wenn Sie daran denken, mit dem Rauchen aufzuhören, das heißt die Angst, dass Sie das Leben ohne Zigaretten nicht mehr (so gut) meistern können und Sie weniger Spaß daran haben. Um für immer Nichtraucher zu werden, müssen Sie wissen, woher Ihre Grundangst stammt, die ja aus vielen einzelnen Ängste besteht. Erst wenn Sie wissen, warum Sie diese Grundangst haben, können Sie diese ablegen. Das heißt, erst wenn Sie wirklich begriffen haben, warum Sie rauchen, d.h. den Mechanismus der Rauchsucht verstanden haben, kann ich Ihnen den sicheren Weg aus der Sucht zeigen. Darum geht es in den folgenden Kapiteln – um das Zusammenspiel von Nikotin und Ihrem Suchtprogramm im Gehirn und die Hintergründe dazu.

25   Nikotin

Nikotin ist die am schnellsten wirkende Droge der Welt und eines der stärksten Pflanzengifte. Die tödliche Dosis für Menschen beträgt nur ca. 50 mg. Beim Rauchen wird dies nicht erreicht, da sich Nikotin genauso schnell ab- wie aufbaut. Nikotin macht süchtig und verursacht die körperliche Abhängigkeit von der Zigarette – jedoch nur in Kombination mit Ihrem Rauchprogramm im Gehirn. Nikotin ist „lediglich" der Auslöser für die psychische Abhängigkeit.

Bei jedem Zug, den Sie inhalieren, wird eine kleine Nikotindosis über die Lungen in das Gehirn transportiert und aktiviert Ihr Rauchprogramm. Bis dahin verstreichen nur ca. sieben Sekunden. Gehen Sie einmal auf einen Raucher, den Sie gut kennen zu und sagen Sie ihm ins Gesicht, dass er drogensüchtig ist. Ich mache mit Ihnen jede Wette, dass er zunächst entweder jede Schuld von sich weist und gar nicht weiß, auf was Sie anspielen, oder er ist tödlich beleidigt, dass Sie ihn mit irgendwelchen abgestürzten und heruntergekommenen Junkies in einen Topf werfen. Der Raucher wird diese Diskussion jedenfalls sehr schnell beenden, denn der Gedanke ein Drogenabhängiger zu sein ist wirklich scheußlich. Letztendlich ist ein Raucher im letzten Stadium aber nichts anderes als ein heruntergekommener Junkie. Schauen Sie sich einmal siebzigjährige Raucher an, die über fünfzig Jahre dreißig Zigaretten täglich geraucht haben. Die Haut ist aschfahl, oft sind sie nervös, da sie ständig im Entzug sind, sie husten und haben eine raue Stimme, sind energielos, ausgelaugt und haben gelbe Zähne und Finger. Kein schöner Anblick.

Allerdings sind Sie nicht alleine. Insgesamt gibt es, nur bezogen auf Nikotin, ungefähr 1,5 Milliarden Drogenabhängige auf der Erde. Die meisten sind sich dessen nach wie vor nicht bewusst. Damit ist jedenfalls die Droge Nikotin die am meisten verbreitete Droge der Welt. Nikotin macht süchtig, dies sagt inzwischen sogar die Tabakindustrie selbst, nur, und das ist das wirklich Gefährliche daran, kein Mensch scheint zu bemerken, dass Nikotin alleine genauso wenig abhängig macht, wie jede andere Droge auch. Entscheidend ist alleine das Zusammenspiel von stofflicher Droge und Suchtprogramm im Gehirn.

Nach der ersten Zigarette fällt der Nikotinspiegel im Körper sehr schnell. Damit befindet sich der Jugendliche (meist fängt man ja in diesem Alter mit der ersten Zigarette an) bereits nach kurzer Zeit im „körperlichen Entzug". Allerdings registriert er diesen „körperlichen Entzug" nicht als solchen, da die Symptome sehr schwach sind und ein Jugendlicher ohnehin in einer Zeit voller Unruhe und Nervosität lebt. Irgendwann raucht er die zweite. Zigarette, dann die dritte Zigarette. Der Körper gewöhnt sich etwas an das Gift. Die Zigarette fängt an, seine Unruhe zu lindern und damit seinen Zustand scheinbar zu verbessern. Diesen Sachverhalt erkennt der neue Raucher nie, weil eben dieser Sachverhalt zunächst so subtil ist, dass er nicht erkannt werden kann. Das ist das Hinterlistige an der Rauchfalle.

Mit jeder weiteren Zigarette spürt er mehr Erleichterung, da der Entzug nach der letzten Zigarette immer größer wird. Der Körper gewöhnt sich langsam an die zunehmenden Nikotinmengen immer mehr. Die Nikotinspirale hat ihren Lauf genommen, wobei aber das wirklich Fatale daran ist, dass die körperliche Abhängigkeit von Nikotin überhaupt nicht existiert, es spielt sich alles komplett im Kopf ab. Dessen müssen Sie sich dessen ständig bewusst sein. Das Nikotin ist nach einem Tag fast vollständig im Körper abgebaut. Bereits nach einer Stunde ist der Großteil des zugeführten Nikotins wieder aus dem Körper verschwunden, da die wissenschaftliche Halbwertzeit des Nikotins (die Zeit, in welcher sich das Nikotin im Blut halbiert) nur ca. 30 Minuten dauert. Daher kommt auch die übliche Menge von ca. zwanzig Zigaretten am Tag bei den meisten Rauchern zustande. Auch in meinem Fall war dies so. Immer so nach dreißig bis vierzig Minuten spürte ich den „Nikotinentzug" und musste wieder Nikotin zuführen. Diesen „Entzug" spürte ich jedoch nur, weil ich psychisch abhängig war. Wenn ich dann nicht rauchen konnte, zeigten sich die üblichen Entzugserscheinungen, was ich allerdings nicht als Entzug interpretierte, sondern lediglich als den dringenden Wunsch, eine Zigarette zu rauchen, weil sie schmeckt oder aus vielen anderen Gründen. Welch eine Illusion!

Jeder, der sich mit der Rauchsucht beschäftigt, müsste wissen, dass es keine körperliche Abhängigkeit gibt. Trotzdem wird ständig von allen möglichen Seiten, vor allem natürlich von der Nikotinindustrie selbst, behauptet, dass die Raucherentwöhnung nur mit Hilfe von Pillen und allen möglichen Nikotinpräparaten, wie Kaugummis oder Pflastern möglich ist. Warum sollte die körperliche Abhängigkeit aber eine Rolle spielen, wenn das Nikotin bereits nach acht Stunden Schlaf fast vollständig aus dem Körper ausgeschieden ist? Darüber hinaus sind auch in den ersten Wochen die körperlichen Begleiterscheinungen so gering, dass sie nicht einmal mit einer Erkältung vergleichbar sind. Sie tun nicht weh und sind noch nie der Grund gewesen, warum Raucher beim Aufhören gescheitert sind. Gescheitert sind alle Ex-Raucher immer nur aufgrund Ihres Rauchprogramms.

26   Das Rauchprogramm

Das Programm besteht bei genauer Betrachtung aus zwei Komponenten: Die *psychische Abhängigkeit* und die *gedanklichen Assoziationen*. Auf den Unterschied gehe ich später ausführlicher ein, denn das wirkliche Problem und die tatsächliche Abhängigkeit bestehen ausschließlich in Ihrer Psyche.

Bei jedem Raucher ist ein Rauchprogramm vorhanden, das zwar ständig abgerufen wird, ihm aber nicht vollständig bewusst ist, da es teilweise im Unterbewusstsein abgespeichert ist. Aber auch ein Nichtraucher hat ein Programm, ein Nichtrauchprogramm. Dieses Programm enthält auch gedankliche Assoziationen zum Rauchen, obwohl der Nichtraucher kaum psychisch abhängig ist. Kaum psychisch abhängig, aber doch ein wenig, da auch viele Nieraucher (Leute, die noch nie richtig geraucht haben) an die Zigarette glauben, an den Genuss, an Gewichtszunahme oder Entzugserscheinungen und an andere Märchen. Vielleicht hält er das Rauchen an sich für gesellig, vielleicht lacht er über die Raucher oder beneidet sie insgeheim. Auf jeden Fall aber mit dem Unterschied, dass er nicht tatsächlich als aktiver Raucher durchs Leben geht. Aber machen Sie sich bewusst, dass jeder Nieraucher schon vor seiner ersten Zigarette diesen Glauben mehr oder weniger im Gehirn abgespeichert hat, da es ansonsten gar nicht möglich wäre, tatsächlich rauchsüchtig zu werden und damit seinen Instinkt zu überlisten. Das pure Nikotin isoliert betrachtet wäre völlig wirkungslos.

Was ist psychische Abhängigkeit?

Es ist die Abhängigkeit von einem bestimmten Suchtmittel, das im Kopf lebt, d.h. der *Glauben*, ohne die Droge nicht oder zumindest nicht so gut leben zu können und daher weiterrauchen zu müssen. Oder im Falle der erwähnten Nieraucher der vorherrschende Glaube der Gesellschaft gegenüber dem Produkt „Zigarette" (Entzug, Genuss, etc.). Im Fall der Rauchsucht ist es die feste Meinung des Rauchers, ohne Zigaretten nicht oder nicht gut leben zu können. Die psychische Abhängigkeit äußert sich der Gestalt, dass der Raucher Panik bekommt, wenn er in einem bestimmten Moment rauchen muss, aber gerade nicht darf oder kann. Es sind die sogenannten „Verlangensattacken", die einen Raucher überfallen, völlig gleichgültig ob es sich um einen Kettenraucher oder Gelegenheitsraucher handelt. Je mehr ihm in diesem Moment klar wird, dass er (noch) nicht darf, umso schlimmer und unerträglicher wird es.

Viele Raucher bekommen aufgrund Ihrer psychischen Abhängigkeit oft Panik, wenn ihnen die Zigaretten ausgehen. Viele Raucher bekommen schon Panik, wenn ihnen die Zigaretten bereits auszugehen drohen, daher habe auch ich mich immer Stangen weise mit Zigaretten eingedeckt. Die psychische Abhängigkeit äußert sich in der übermächtigen Angst des Rauchers, sich nur vorstellen zu müssen, nie mehr rauchen zu dürfen. In seinem Kopf ist die Zigarette als sein bester Freund, seine Krücke, fest verankert, sein Gehirn signalisiert ständig und bei jeder Gelegenheit, dass es jetzt schön oder notwendig wäre zu rauchen. Der Raucher weiß, dass er die Zigarette braucht, aber nicht nur das, er bildet sich ein, dass er sie wirklich will: Nach dem Essen, bei Stress, zur Entspannung, um sich zu konzentrieren, um das Leben in vollen „Zügen" genießen zu können, etc. etc. Diese psychische Abhängigkeit ist der wirkliche Grund, warum Raucher rauchen und vor allem, es ist der alleinige Grund, warum sie auch nach Jahren wieder damit anfangen.

Wie entsteht die psychische Abhängigkeit?

Durch das *Rauchen* selbst

Ich war 22 Jahre lang Raucher mit bis zu 40 Zigaretten täglich. Das bedeutet ein Zigarettenkonsum von circa 200 000 Stück. Bei zehn Zügen pro Zigarette sind das zwei Millionen Lungenzüge. Dieser enorme Zigarettenverbrauch führt dazu, dass Sie sicher sind, ohne Zigaretten nicht mehr leben zu können. In Ihrem Gehirn wird die Zigarette Bestandteil Ihres Lebens. Das Rauchen wird zu einem gelernten Trieb[6] und ist mit einer fast gleichen Intensität wie die angeborenen Grundtriebe Essen, Trinken und Fortpflanzung zu sehen. Der einzige Unterschied besteht darin, dass die drei zuletzt genannten Triebe angeboren sind und unser Überleben sichern, während das Rauchen ein gelernter Trieb, d.h. eine Sucht ist und Millionen von Menschen vernichtet.

Diese psychische Abhängigkeit wird durch die verschiedensten Einflüsse ständig verstärkt, und zwar gewaltig. Alleine durch Ihr eigenes Rauchen wären Sie nie in dem Maße abhängig, wie Sie es jetzt sind.

---

[6] In der Fachliteratur wird ein gelernter Trieb als Reinforcement bezeichnet

Experten

Es ist kaum zu glauben, auf welchem Niveau sich die sogenannten Experten befinden. Führende Suchexperten, die sich mit dem Rauchen hauptberuflich beschäftigen, empfehlen oft eine mehrwöchige Verhaltenstherapie in Kombination mit Nikotinersatzpräparate. Ständig wird allen Rauchern eingeredet, wie unglaublich schwer es sei, mit dem Rauchen Schluss zu machen. Es wird von schweren körperlichen und psychischen Entzugserscheinungen gesprochen, nur sehr wenige Raucher schaffen den dauerhaften Ausstieg. Nikotin soll sogar Lernen, Gedächtnis und Aufmerksamkeit verbessern. Es ist klar, dass bei dieser Masse an Fehlinformationen die Abhängigkeit beim Raucher verstärkt wird. Aufgrund dieser Fehleinschätzungen der Experten folgen unwirksame

Methoden

Es gibt fast keinen Raucher, der nicht irgendwann in seinem Leben versucht hätte, mit dem Rauchen aufzuhören. In der Regel scheitert er, da er eine Methode gewählt hat. Ich möchte in diesem Zusammenhang darauf hinweisen, dass ich das Wort Methode für irreführend halte. Auch ich habe Ihnen keine Methode zur Raucherentwöhnung anzubieten, sondern nur eine andere, für mich die einzig wahre Sichtweise der Dinge. Sie brauchen nur ihren Verstand einzuschalten und alle Meinungen und Aussagen miteinander zu vergleichen. Am Ende werden Sie feststellen, dass ich recht habe. Sie brauchen sich keiner Methode zu bedienen, um dauerhafter Nichtraucher zu werden. Sie müssen nur die Rauchsucht als das sehen, was sie ist – eine Illusion!

Öffentliche Meinung (Zeitschriften, TV, Radio)

Als der bekannte Schauspieler Diether Krebs mit 52 Jahren an Lungenkrebs starb, las ich in einer Illustrierten, dass er „einfach zu gerne gelebt habe", frei nach dem Motto: Er ist jetzt zwar tot, aber es hat sich trotzdem gelohnt. Dem Leser wird suggeriert, dass man dadurch intensiver lebt und es durchaus lohnend sein kann, sich täglich mit fettem Essen vollzustopfen, Unmengen Alkohol zu trinken und 60 Zigaretten zu rauchen, auch wenn man dafür früher stirbt. Ich überlege oft, wie es sein kann, dass ein Journalist solchen Unsinn verbreitet. Entweder er ist von der Zigarettenindustrie gesponsert oder selbst starker Raucher, der den Bezug zu den Tatsachen durch die Droge komplett verloren hat. Leider sind sich diese Journalisten ihrer großen

Verantwortung nicht bewusst. Wie viele Millionen Raucher lesen solche Artikel, die einem das Leben nur dann als lebenswert verkaufen, wenn man Alkohol trinkt und raucht. Das Rauchprogramm wird genährt und weiter auf Kurs gehalten.

Alkohol wird als Spaßdroge bezeichnet und Sendungen über die Rauchsucht werden folgendermaßen angekündigt: „Amüsantes ums Thema Rauchen." Ich weiß nicht, was bei dieser Volkskrankheit so amüsant ist, die mindestens 5 Millionen Rauchern weltweit jährlich das Leben kostet und allen anderen einen Großteil der Lebensqualität. Grundsätzlich geht es entweder darum, dass Raucher gerne rauchen und dies als eine Art Hobby ansehen, andere, verzweifelte Raucher aufhören wollen, es aber gar nicht oder nur mit schlimmsten Entzugserscheinungen schaffen. Zum Schluss dieser Sendungen werden meist, zu allem Überfluss, die alten, herkömmlichen und sich als wirkungslos erwiesenen Raucherentwöhnungsmethoden vorgestellt. Ganz vorne dabei sind Nikotinersatzprodukte und Pillen, wie z.B. das Zyban.

Die Produzenten solcher Sendungen verstehen es aber immer, dass ein schaler Nachgeschmack bleibt. Es wird ein bisschen an der Oberfläche gekratzt, am Schluss aber muss der Zuschauer nüchtern feststellen, dass er genauso viel bzw. wenig weiß wie vorher, nämlich dass es unheimlich schwierig ist, vom Rauchen jemals wegzukommen, schließlich hat er ja die besten Beispiele vor Augen geführt bekommen. Andererseits wird er durch solche Sendungen auch beruhigt, denn wenn es die anderen auch nicht schaffen, dann ist er eben einer von vielen mit dem gleichen Schicksal. Und außerdem ist Rauchen vielleicht doch nicht so schlimm und nur eine dumme Gewohnheit, ein bisschen Spaß muss man sich im Leben ja gönnen.

Ihr Programm wird genauso genährt, wenn Sie Bücher sehen, die sich mit dem Rauchen beschäftigen. Ich traute meinen Augen nicht, als ich Bücher entdeckte, die sich mit der gesunden Ernährung für Raucher befassen. Wie fatal diese Bücher doch sind. Warum bloß zäumt fast die gesamte Gesellschaft das Pferd von der falschen Seite auf? Diese Bücher sind fatal, weil ich es als absolut unsinnig empfinde, einem Raucher zu sagen, er kann weiterrauchen, wenn er sich nur richtig ernährt. Ich verstehe vor allem nicht, warum die Autoren dieser Bücher nicht die eigentliche Ursache, nämlich das Rauchen, bekämpfen? Solche Bücher haben die schlimme Wirkung auf die Gesellschaft, dass allen Menschen weißgemacht wird, wie schwierig es ist, mit dem Rauchen Schluss zu machen, diese Tatsache aber nicht allzu schlimm ist. Der Raucher wiegt sich in Sicherheit und raucht eine Zeitlang mit einem weniger schlechten Gewissen weiter.

Jürgen Steinhoff, Stern-Reporter und 40 Jahre lang Raucher, kam auf die Idee, im Internet ein Nichtrauchertagebuch zu führen, als er versuchte mit dem Rauchen aufzuhören. Vielleicht war es gut gemeint, vielleicht aber auch nur inszeniert. Jedenfalls las ich seine täglichen Berichte und musste ihn wirklich bedauern. Wie der Mann sich quälte, welche Entzugserscheinungen er aushalten musste, wie schlecht es ihm ohne seine geliebte Zigarette ging. Es wäre wirklich mitleiderregend gewesen, wenn es nur um ihn gegangen wäre. Ich möchte aber nicht wissen, wie viele Raucher die täglichen Berichte gelesen oder davon gehört haben und daraufhin vielleicht nie mehr einen Aufhörversuch starten werden. Oder andere bemitleidenswerte Raucher, die sich genauso schwertun und anhand des Nichtrauchertagebuches von Herrn Steinhoff die beste Ausrede haben, es versucht, aber leider nicht geschafft haben. Auf jeden Fall tragen solche Ideen nicht gerade dazu bei, dass die Raucher von der Einfachheit des Nichtrauchens überzeugt werden.

Egal ob Journalisten, Ärzte oder Suchtexperten, ich bin inzwischen sicher, dass sich solche Artikel, Bücher und Meinungen um ein Vielfaches schlimmer auswirken, als die Zigarettenwerbung jemals in der Lage sein wird.

Vorbilder

Unsere Schauspieler hinterlassen einen enormen Eindruck bei uns. Sie versorgen uns mit den entsprechenden Szenen. Ich frage mich immer mehr, ob die Schauspieler tatsächlich Raucher sind und daher auch während der Dreharbeiten vor der Kamera rauchen müssen, oder ob es das Drehbuch bei ausgewählten Situationen bestimmt und der Schauspieler daher vermutlich abhängig wird. Tatsache ist, dass sich die Bilder tief in unser Rauchprogramm einschweißen. Die Frau, die gerade erfährt, dass sie von Ihrem Mann jahrelang betrogen wurde und nervös und hastig an der Zigarette zieht, den Rauch tief inhalierend und sich dabei zu entspannen versucht. Genauso der harte Action-Held, der nach einem Kampf auf Leben und Tod als Belohnung zur Zigarette greift, oder der Verdächtige im Krimi, der verhört wird. Achten Sie einmal darauf, wie häufig, und vor allem bei welchen Szenen, uns ein Schauspieler etwas vorraucht. Es sind aber nicht nur die Schauspieler. Genauso Politiker, Manager, sogar Sportler und andere Größen des öffentlichen Lebens beeinflussen uns in großem Maße.

Die Frage ist, inwieweit wir unsere Eltern als Vorbilder sehen bzw. gesehen haben. Es wird auf die individuelle Beurteilung ankommen. Mein Vater war starker Raucher und hat ständig laut gehustet. Noch heute habe ich das morgendliche Gebell im Ohr, oft bin ich davon aufgewacht. Es hat mich eher abgeschreckt als animiert. Allerdings wird diese Erinnerung nicht entscheidend gewesen sein. Vermutlich habe ich es gar nicht bemerkt, dass das Rauchen durch meinen Vater für mich legitim wurde. Da sich in dieser Richtung alles im Unterbewusstsein abspielt, möchte ich aber natürlich nicht behaupten, dass ich durch meinen Vater zum Raucher wurde. Aber es ist sicher, dass Eltern in jeder Beziehung die Kinder prägen, in der Regel die Mutter am meisten – und sie war und ist Nichtraucherin. Wie ich also eingangs erwähnte, es kann eine Rolle spielen, wenn Eltern rauchen, muss aber nicht und kann genau das Gegenteil bewirken.

Werbung

Im Fernsehen ist es inzwischen verboten, aber ist es nicht ein Skandal, dass uns im Kino vor dem Hauptfilm fast fünfzehn Minuten Zigarettenwerbung gezeigt wird? Wie viele Raucher mögen dies sehen, ebenso wie die riesigen Plakate mit Zigarettenwerbung, die unsere Straßen säumen? Inzwischen wird sogar das schlechte Gewissen der Raucher angesprochen, wie „ich rauche, vergib mir" oder es wird der Geschmack betont „ich rauche gern". Aber ich frage Sie: Wer soll Ihnen etwas vergeben? Sie wissen bereits, dass es keinen Sinn macht zu rauchen und Sie wissen auch, dass es nicht schmeckt. Also, warum sollten Sie gerne rauchen?

Das private Umfeld

Jeder kennt in seinem direkten Umfeld Menschen, die rauchen, egal ob in der eigenen Familie, enge Freunde, Verwandte oder Bekannte. Sie denken, wenn ihre Freunde rauchen, können auch sie rauchen. Die engeren Kontaktpersonen beeinflussen Sie sehr stark. In der Regel suchen Sie sich einen jüngeren Raucher aus, der fit und sportlich ist, so dass Ihre eigene schlechte körperliche und mentale Fitness nicht vom Rauchen kommen kann. Es ist interessant zu beobachten, wie Raucher auf andere Raucher ansprechen. Meist wird der jüngere und sportliche Raucher als Vorbild genommen, so nach dem Motto „schau her, der raucht auch und ist trotzdem fit, gesund und sieht gut aus". Gleichzeitig schauen Sie aber auf einen älteren Kettenraucher herab, dem man das auch ansieht, und stellen sich über seine Stufe.

Das kann Ihnen nicht passieren, Sie achten auf Ihre Fitness und sehen gut aus. Allerdings vergessen Sie, dass Sie irgendwann genauso aussehen werden, wenn Sie nicht aufhören zu rauchen. Sucht ist Sucht, erinnern Sie sich? Glauben Sie nicht, dass Sie ein gesünderer und besser aussehender Raucher sind als alle anderen.

Das Vokabular

Die psychische Abhängigkeit vom Rauchen wird, wie gesagt, von unserer Umwelt in vielfältiger Form geprägt. Gleichgültig ob Sie etwas lesen, sehen oder hören, immer wird ein bestimmtes Vokabular gebraucht. Dieses Vokabular übernehmen Sie zwangsläufig, was einen nicht zu unterschätzenden Einfluss auf Ihr Rauchprogramm hat, ob Sie wollen oder nicht.

Alle Kriterien spielen eine zentrale Rolle für Ihren Glauben an die Existenz Ihrer psychischen Abhängigkeit, drei davon sind besonders wichtig: Das *Vokabular*, das Sie benutzen, die *Methoden* zur Beendigung Ihrer Rauchsucht und die *Expertenmeinungen*.

27   Das falsche Vokabular

Die Wörter, die wir benutzen, spiegeln unsere Einstellung über das Rauchen wider, oder ist es umgekehrt? Ich denke, es gilt beides. Unser Vokabular ist Ausdruck unserer Denkweise, genauso wie unsere Denkweise durch unser Vokabular geprägt wird. Unser Vokabular und unsere Einstellung gegenüber einer bestimmten Sache stehen in beiderseitiger Wechselwirkung zueinander. Wenn Sie sagen „ich gebe das Rauchen auf" denken und handeln Sie auch so. Genauso ist es, wenn Sie der Meinung sind, nichts aufzugeben – in diesem Fall sagen Sie „ich höre mit dem Rauchen auf."

• *Das Rauchen aufgeben*: Selbst ich ertappe mich manchmal noch dabei, wie mir das Wort „aufgeben" im Zusammenhang mit dem Rauchen herausrutscht. Obwohl ich wirklich nicht das Geringste vermisse, es zeigt doch, wie sehr die Einflüsse unserer Gesellschaft immer noch nachwirken und in meinem Gehirn verankert sind. Viele Menschen geben täglich etwas auf. Sie geben jedoch nur dann etwas auf, wenn Sie einen Verlust damit erleiden, oder mindestens an einen Verlust glauben. Wenn Sie die definitive Entscheidung treffen, nie mehr zu rauchen, dann wollen Sie dies wirklich, also ist es eine Erlösung. Sie sehen nur Vorteile, die damit verbunden sind, aber keine Nachteile. Sie haben keine Angst nie mehr zu rauchen, da ein Nichtraucher diese Angst nicht hat. Also trifft der Ausdruck das Rauchen *aufhören* den Sachverhalt wesentlich besser.

- *Zigaretten konsumieren*: Ein Konsum suggeriert Ihnen, dass Sie die Wahl haben. Sie können Butter konsumieren oder Margarine. Aber Rauchen ist eine Sucht, und ich glaube nicht, dass es für Sie ein Konsumgut ist, zumal es nicht einmal gut schmeckt. Also, Sie konsumieren Zigaretten nicht, Sie müssen Sie rauchen!

- *Genussraucher*: Dieser Ausdruck geht im Prinzip in die gleiche Richtung wie der Begriff des Konsums und will Ihnen suggerieren, dass Zigaretten schmecken und Genuss verschaffen. Sie wissen aber inzwischen, dass das nicht stimmt. Zigaretten können Sie nicht genießen, da Sie nur aus einem Grund rauchen: Ihre Abhängigkeit von Zigaretten. Sie glauben nur, dass Ihnen die Zigaretten schmecken, verwechseln dies aber mit der simplen Tatsache, dass sie Ihnen nur Erleichterung aufgrund Ihres Entzugs verschaffen.

- *Die Gewohnheit Rauchen*: Fast jeder Raucher unterliegt der Illusion, dass Rauchen „nur" eine lästige Gewohnheit sei. Nicht nur Raucher unterliegen dieser Illusion, Nichtraucher unterliegen dieser Täuschung oft noch viel mehr. Nicht zuletzt dieser Verwechslung haben wir es zu verdanken, dass Diskussionen zwischen beiden Lagern allzu häufig sehr emotionsgeladen geführt werden und der Nichtraucher einfach nicht verstehen kann, warum ein Raucher, noch dazu, wenn er bereits geschwächt oder krank ist, es nicht schafft, diese „dumme Gewohnheit" zu lassen. Er könnte es lässig, wenn es doch nur eine Gewohnheit wäre.

  Rauchen gewöhnt man sich nicht an, man wird süchtig. Der Unterschied, den die meisten Menschen, Ärzte eingeschlossen, nicht machen ist folgender: Zu Beginn der Rauchsucht gewöhnt sich der Körper an immer größere Nikotinmengen, die *körperliche Gewöhnung* beginnt. Ein Nichtraucher könnte auf der Stelle niemals zwei Packungen Zigaretten rauchen. Die zwanghafte Handlung jedoch, immer wieder rauchen zu müssen, ist keine Gewohnheit, sondern eine Sucht. Man muss also ganz klar unterscheiden zwischen körperlicher Gewöhnung an eine höhere Giftmenge und der Rauchsucht in seiner Handlungsweise.

Eine Gewohnheit könnten Sie leicht ändern. Beispielsweise machen sich es viele Menschen zur Gewohnheit, morgens auf einem bestimmten Ort eine Zeitung zu lesen. Glauben Sie, es würde diesen Menschen Schwierigkeiten bereiten, die Zeitung ab sofort nicht mehr dort zu lesen? Bei einer Gewohnheit bestimmen Sie Ihr Handeln, bei einer Sucht sind Sie nur noch eine Marionette derselben, in diesem Fall der Zigarette. Nehmen Sie zur Kenntnis, dass nicht Sie bestimmen, wie viel und wann Sie rauchen, sondern die Droge in Kombination mit ihrem Rauchprogramm.

- *Den Raucher bekehren*: Damit ist gemeint, dass eine Person eine andere Person vom Nichtrauchen überzeugen will. Das Wort bekehren wird auch gerne im Zusammenhang mit dem Glauben verwendet, wenn eine Person eine andere von der Richtigkeit seines Glaubens überzeugen will. Das Wort „bekehren" wird von vielen Rauchern verwendet, die befürchten, sich durch den Einfluss eines anderen mit Ihrer Sucht auseinandersetzen zu müssen. Dieser Ausdruck hat immer etwas Negatives an sich und bringt die Gegenseite, also mich, sofort in den Verdacht, dass ein Raucher etwas tun soll, von dem er eigentlich nicht überzeugt ist, d.h. dass ich eine Glaubensbotschaft einer nicht sichtbaren und bewiesenen Macht übermitteln soll. Das Gegenteil ist der Fall. Sie sollen am Ende bewusst selbst entscheiden, ob Sie weiterrauchen wollen oder nicht. Außerdem haben wir es mit keiner unsichtbaren Macht zu tun, sondern mit der Droge Nummer 1 auf unserem Planeten, nämlich mit der für uns alle täglich sichtbaren Zigarette, die furchtbare Krankheiten verbreitet.

- *Leidenschaftlicher Raucher*: Dieser Ausdruck ist so ziemlich der dümmste Ausdruck, den ich kenne. Sie können ein leidenschaftlicher Liebhaber sein, oder leidenschaftlich Golf und Tennis spielen, aber niemals mit Leidenschaft rauchen. Ein leidenschaftlicher Raucher soll ein Raucher sein, der viel rauchen muss, also Kettenraucher ist. Ich kenne kein Raucher, der viel raucht und dies mit Leidenschaft tut. Leidenschaft suggeriert immer, dass man etwas wirklich gerne macht, aber gerade die Kettenraucher wissen am besten, dass sie süchtig sind. Sie würden, wie alle Raucher, am liebsten aufhören.

- *Suchtraucher* ist ebenfalls ein häufig verwendeter Begriff, der sich selbst widerspricht. Es gibt nur Suchtraucher, da Rauchen eine Sucht ist. Jeder Raucher, auch der Gelegenheitsraucher, raucht nur aufgrund seiner Sucht, und wenn bei ihm die Sucht eben nur ein Mal befriedigt wird. Es wäre dasselbe, zu behaupten, dass es einen Suchtalkoholiker gäbe. Mit dem Begriff Suchtraucher sind starke Raucher gemeint, die dreißig und mehr Zigaretten bereits jahrzehntelang rauchen. Damit verbunden ist auch die falsche Meinung, dass ein sogenannter Suchtraucher stärker abhängig ist, als ein Gelegenheitsraucher. Diese Annahme ist schlichtweg nicht richtig, denn es ist fast aussichtslos einen Gelegenheitsraucher von dem Vorhandensein seiner Sucht zu überzeugen, während starke Raucher sich Ihrer Sucht ab einem bestimmten Zeitpunkt bewusstwerden. Dadurch wird erst die Bereitschaft, d.h. der Leidendruck erzeugt, mit dem Rauchen Schluss zu machen.

- *Nikotinersatzprodukte*: Auch dieser Begriff spiegelt falsche Tatsachen vor. Nikotin ist Nikotin, dafür gibt es keinen Ersatz. Warum sollte es ihn auch geben? Die Zigarette mit dem entsprechenden Nikotinanteil ist bisher immer noch ein wachsender Markt und wird pro Jahr alleine in Deutschland ca. 180 Milliarden Mal verkauft.

  Nikotinersatzprodukte sind nach Meinung der Gesellschaft nikotinhaltige Produkte, die das Nikotin der Zigarette ersetzen sollen. Abgesehen davon, dass dies, wie bereits erläutert, ohnehin nicht funktioniert, ist das Nikotin an sich immer identisch. Warum also ein Ersatz? Ich frage mich oft, warum einem Alkoholiker, der mit dem Trinken aufhören will, nicht auch Alkoholersatzprodukte angeboten werden? Ich hoffe nicht, dass findige Unternehmer diese Idee als Marktlücke aufgreifen und entsprechende Produkte auf den Markt bringen, denn ich bin sicher, dass es bei der, uns bekannten, hartnäckigen Vermarktung sicherlich genügend dankbare Abnehmer gäbe – genauso wie in der Tabakindustrie. Auch beim Alkoholiker könnte man durchaus dieselbe Strategie wie beim Raucher anwenden: Ein Ersatzprodukt verwenden, das in immer geringeren Mengen Alkohol zuführt, z.B. mit einem Kaugummi, um die starken körperlichen Entzugserscheinungen bei der Entwöhnung zu mildern und einen sanften Übergang zu gewährleisten.

- *Entzug*: Diesen Begriff müssen Sie komplett aus Ihrem Vokabular streichen. Entzug ist für mich gleichbedeutend mit der Vorstellung, dass ein

Heroinsüchtiger in der Ecke liegt und sich aufgrund seiner starken körperlichen Entzugserscheinungen vor Schmerzen krümmt. Diese Vorstellung hat mehr oder weniger jeder Raucher im Kopf, der auch nur etwas über seine eigene Beendigung des Rauchens nachdenkt. Entzug ist ein passiver Begriff, „es wird Ihnen etwas entzogen", und zwar ohne Ihre wirkliche Überzeugung oder Ihren tatsächlichen Willen. Aber es ist ja für Sie besser, nicht mehr zu rauchen und notgedrungen teilen Sie diese Auffassung. Daher sind Sie auch bereit, sich auf den Entzug einzulassen, und das wird dann tatsächlich hart.

Entzug hat auch immer etwas mit Verlustgefühlen zu tun, es fehlt Ihnen etwas. Es wird Ihnen aber nach der letzten Zigarette rein gar nichts fehlen, weder körperlich, noch psychisch. Sie führen sich nur kein Gift, das heißt auch Nikotin, mehr zu. Das ist alles. Diese Tatsache entscheiden aber alleine Sie und sie ist daher absolut und unumstößlich von Ihnen gewollt. Daher wird Ihnen nichts entzogen, sondern Ihr Körper reagiert möglicherweise auf das fehlende Nikotin mit gewissen körperlichen Begleiterscheinungen, z.B. dem bekannten Hungergefühl nach Nikotin Diese schwachen körperlichen Reaktionen sind die von der gesamten Gesellschaft hervorbeschworenen starken körperlichen Entzugserscheinungen. Wenn aber die psychischen Entzugserscheinungen komplett fehlen, ist es sogar gut möglich, dass Sie überhaupt keine körperlichen Reaktionen spüren werden.

Ich habe zudem eine noch bessere Nachricht für Sie. Die zweite Kategorie der herkömmlichen Entzugserscheinungen betrifft die langanhaltenden psychischen Entzugserscheinungen. Diesen Entzug werden Sie spätestens nach der letzten Zigarette komplett überwunden haben, weil Ihnen absolut nichts fehlen wird und Sie der Zigarette nicht nachtrauern. Auf diesen wichtigen Sachverhalt werde ich ausführlich an späterer Stelle eingehen. Für den Augenblick genügt es, wenn Sie sich einprägen und mir einfach glauben, dass Sie, anstatt psychischen Entzug, nur gedankliche Assoziationen spüren werden.

Vielleicht denken Sie jetzt, dass dies alles Haarspalterei ist und es sich hierbei lediglich um eine Definitionssache handelt. Dem ist nicht so. Glauben Sie nicht auch, dass es einen Unterschied macht, wenn Sie sagen: „Ich werde versuchen, das Rauchen aufzugeben. Ich denke, dass ich den Entzug überstehen werde und hoffe, irgendwann darüber hinweg zu sein. Aber mit viel Willenskraft werde ich es vielleicht schaffen". Mit dieser Einstellung und

Sichtweise beginnen leider die meisten Raucher Ihr Vorhaben. Wäre es nicht besser zu sagen: „Ich weiß, dass ich morgen das Rauchen aufhören werde. Ich freue mich darauf, denn ich habe nur Vorteile. Die ersten drei bis vier Wochen werde ich gewisse *körperliche Begleiterscheinungen* haben, und natürlich auch *gedankliche Assoziationen* mit dem Rauchen verbinden, aber das stört mich nicht – im Gegenteil, ich freue mich immer, wenn ich daran denke, nie mehr rauchen zu müssen."

Damit meine ich, dass eine positive Grundeinstellung sehr wichtig ist, denn es ist doch kein Wunder, wenn die Raucher beim Aufhören scheitern, die schon von vornherein von Ihrem Misserfolg ausgehen. Es wäre das gleiche, als wenn Sie auf einen 1 000 Meter Lauf trainierten, aber im Grunde nicht davon ausgehen, das Ziel überhaupt zu erreichen. Und Sie können mir glauben: ein 1 000 Meter Lauf zu absolvieren ist bedeutend schwerer, als mit dem Rauchen aufzuhören. Damit Sie an Ihr Ziel kommen und nicht scheitern, rate ich Ihnen dringend, jede Methode zur Beendigung Ihrer Sucht zu meiden – gleichgültig, um welche es sich handelt.

28   Die Methoden

Warum rauchen Sie noch? Weil Sie, wenn Sie jemals den Wunsch gehabt haben, mit dem Rauchen aufzuhören, bisher noch nicht die richtige Vorgehensweise bei der Beendigung Ihrer Sucht gefunden haben. Ich unterscheide drei generelle Gruppen. Die erste Gruppe sind die

- *Einzelkämpfer*, d.h. Suchttherapeuten, Psychologen, Hypnotiseure, Akupunkteure, Wunderheiler oder sonstige, vermeintliche Experten, die Raucher therapieren. In dieser Gruppe wird weder die Notwendigkeit einer wirkungsvollen Vorgehensweise zum Nichtrauchen realisiert, noch steht eine professionell geführte Unternehmung dahinter. Die zweite Gruppe sind die

- *Firmen* der Nikotinindustrie, die Nikotinpflaster, -kaugummis, Wunderpillen und Tabletten anbieten, wobei in dieser Gruppe zwar eine Unternehmung steht, die allerdings wirkungslose Nichtraucher -Produkte anbietet und nur durch betriebswirtschaftliche Aktivitäten und aufgrund der entsprechenden Hilflosigkeit bzw. Verzweiflung vieler Raucher am Markt existieren können. Die dritte Gruppe ist

- *Wir selbst*, indem wir irgendwann an einem Punkt angelangt sind, an dem wir einen so hohen Leidensdruck erreicht haben, dass wir mit aller Willenskraft versuchen, das Rauchen zu beenden.

Ein wichtiger Grund, warum aufhörwillige Raucher scheitern, sind Methoden zur Rauchentwöhnung. Den ersten Aufhörversuch startet ein Raucher meist aus eigenem Antrieb, indem er versucht mit Willenskraft seine Raucherkarriere zu beenden. Er überlegt dabei nicht viel und hat nicht die geringste Ahnung, was auf ihn zukommt. Anschließend sucht er Hilfe bei den sogenannten Experten der Gruppen eins und zwei. Ich vermute, dass Sie genau aus diesem Grund dieses Buch lesen. Möglicherweise haben Sie aber auch noch nie ernsthaft versucht, das Rauchen zu beenden.

Es gibt zwei grundsätzliche Möglichkeiten mit dem Rauchen Schluss zu machen: Bei den *Schlusspunktmethoden* beendet man das Rauchen abrupt, d.h. man raucht die letzte Zigarette zu einem bestimmten Zeitpunkt und setzt damit einen schnellen Schlusspunkt. Der Übergang vom Raucher zum Nichtraucher vollzieht sich in einer Zigarette. Bei den *Reduktionsmethoden* reduziert man über einen mehr oder weniger langen Zeitraum die Zigarettenmenge schrittweise, bis man bei Null angekommen ist. Um es vorweg zu nehmen: Wer es mit einer Reduktionsmethode schafft, hätte es sich mit einer Schlusspunktmethode leichter gemacht. Der Hintergrund ist klar. Mit der Reduktionsmethode setzen Sie sich einem immer größer werdenden Entzug aus, da die Zigarettenmenge langsam reduziert wird. Ich ziehe vor jedem Raucher den Hut, der es damit schafft, das Rauchen erfolgreich zu beenden. Es ist genauso schwer, als wenn ein starker Raucher versucht Gelegenheitsraucher zu werden.

Die Begründung für Reduktionsmethoden ist, dass der Raucher langsam entwöhnt werden soll, um die schweren Entzugserscheinungen besser verkraften zu können. Dieser sanfte Übergang ist vielleicht gut gemeint, letzten Endes für den Raucher aber eine Qual und schwierig umzusetzen. Außerdem ist eine langsame Reduzierung absolut unnötig.
Leider ist es völlig ausgeschlossen, dass man die einzelnen Methoden objektiv miteinander vergleichen kann. Eine objektive Messung jeder Methode

wäre nur dann möglich, wenn ein und derselbe Raucher jede Methode erneut testen, sich also quasi zurück verwandeln könnte. Wie viel Zeit und Geld werden investiert, um herauszufinden, dass diese oder jene Pille besser wirkt als irgendeine andere Pille? Viel zu viel, denn erstens ist es, wie gesagt, ohnehin nicht messbar und zweitens spielt es keine Rolle zu wissen, dass die Pille A eine zwölfprozentige Erfolgsquote bei bestimmten Probanden hat, während es die Pille B nur auf zehn Prozent bringt, denn Pillen sind ohnehin der falsche Weg.

Die objektive Messbarkeit der einzelnen Methoden ist aus nachfolgenden Gründen nicht möglich:

- Warum hatte der Raucher Erfolg oder Misserfolg beim Aufhören? Aufgrund oder trotz der Methode? Hatte er Erfolg, dann nur aufgrund der Methode; im Falle des Misserfolges natürlich, obwohl er diese oder jene hervorragende Methode angewendet hat. Vielleicht hätte er auch völlig ohne Methode Erfolg gehabt, nur mit der richtigen Sicht- und Vorgehensweise?
- Wie definieren wir in diesem Zusammenhang überhaupt Erfolg? Ist der Raucher erfolgreich, wenn er ein Jahr nicht geraucht hat? Oder erst bei fünf Jahren? Das Problem ist also die Überprüfung der Erfolgsquote. Meistens wird nur auf einen relativ knappen Zeitraum von einem Jahr Bezug genommen.
- Genauso problematisch ist es, dass sehr häufig Kombi-Methoden angewandt werden, also z.B. Hypnose mit dem Einsatz von Nikotinpflastern oder ein Raucher nimmt Zyban und liest gleichzeitig ein Buch zur Rauchentwöhnung. Oder es wird eine mehrwöchige Verhaltenstherapie unter dem Einsatz von Nikotinpflastern angesetzt.
- Das Produkt „Nichtrauchen" ist eine subjektiv empfundene Dienstleistung, also anhand sachlicher und / oder technischer Sachverhalte nicht messbar, wie es beispielsweise bei einem Vergleich verschiedener Autos möglich ist. Außerdem ist der Nutzen dieses Produktes sehr subjektiv und vor allem vom subjektiv empfundenen Leidensdruck eines bestimmten Rauchers abhängig.

Hypnose, Akupunktur, Verhaltenstherapien, Nikotinprodukte, Pillen und die eigene Willenskraft haben allesamt einen großen Nachteil: Eine sehr geringe Erfolgsquote, weil Sie dadurch meistens Ihre psychische Abhängigkeit nicht verlieren.

Hypnose und Akupunktur

Die *Hypnose* geht davon aus, dass der Verstand eines Rauchers ohnehin bereits „Nichtraucher" sei, da der Verstand ja sagt: „Ich will nicht rauchen". Es geht nur noch darum, das Unterbewusstsein zu trainieren, d.h. zum Nichtraucher zu machen. Der Grundgedanke ist richtig, Verstand und Emotionen zusammen bestimmen, ob Sie weiterrauchen. Der Fehler liegt aber in der Annahme, dass Ihr Verstand tatsächlich nicht rauchen will. Die meisten Raucher wissen zwar, dass es besser wäre, nicht zu rauchen, trotzdem sagt ihr Verstand folgendes: „Ich will rauchen, aber ich sollte / darf nicht". Die Annahme der Hypnose, dass Ihr Verstand wirklich sagt „ich will nicht rauchen" basiert auf der Voraussetzung, dass Ihr Verstand den Mechanismus der Rauchsucht begriffen hat und Sie sich ganz bewusst mit Ihrem Verstand von den Illusionen des Rauchens befreien.

Es geht tatsächlich um das Zusammenspiel von Verstand und Emotionen. Nach der Hypnose, sofern Sie das Glück hatten, einen guten, geeigneten Hypnotiseur zu finden, sind Sie im wahrsten Sinne des Wortes nur unbewusst Nichtraucher, anstatt dies ganz bewusst zu sein. Ihr Rauchprogramm wurde durch ein Nichtrauchprogramm nicht ersetzt, sondern nur überlagert. Sie müssen aber Ihr vorhandenes Programm komplett ersetzen, und das geht ausschließlich mit Hilfe Ihres Verstandes. Das bedeutet, dass Sie nach einer Hypnosebehandlung zwar eventuell nicht mehr rauchen, aber nicht die geringste Ahnung haben, warum das so ist. Die Überlagerung Ihres Rauchprogramms bedeutet also, dass es immer noch in der gleichen Art und Weise vorhanden ist und jederzeit aktiviert werden kann. Die psychische Abhängigkeit wird dadurch nicht bzw. mindestens nicht vollständig überwunden.

Bei der *Akupunktur* wird durch Einstiche in die Ohrläppchen versucht, den Zigaretten den Geschmack zu nehmen bzw. das Verlangen danach zu dämpfen. Gleichzeitig sollen dadurch auch die Nebenwirkungen aufgefangen werden, die mit dem Aufhören verbunden sind. Ganz abgesehen davon, dass man den Zigaretten den Geschmack nicht nehmen kann, da sie giftig sind und nicht schmecken, gilt dasselbe wie für die Hypnose. Wenn die Methode Erfolg hat, verstehen Sie Ihre Sucht immer noch nicht und haben keine Ahnung, warum Sie nicht mehr rauchen. Außerdem sind die Entzugserscheinungen bei dieser Methode groß, eben aus den genannten Gründen.

Verhaltenstherapien und psychologische Methoden

Diese Therapien werden in vier oder achtwöchigen Kursen angeboten und häufig von Psychologen durchgeführt, teilweise in Kombination mit Nikotinprodukten. Die Erfolgsquoten sind auch hier wieder gering, kein Wunder, denn welcher Raucher hat schon die Kraft, mehrere Wochen regelmäßig diese Kurse zu besuchen. Vermutlich sind auch die Qualitäten dieser Kurse nicht auf dem höchsten Niveau, denn bereits die teilweise Zuhilfenahme von Nikotinprodukten zeigt, dass auch hier von starken körperlichen Entzugserscheinungen ausgegangen wird, was schlichtweg falsch ist.

Diese Kurse werden häufig von Psychologen durchgeführt, die noch nie geraucht haben – ein weiterer Mangel, denn ich glaube kaum, dass dieser Mensch die Raucherpsyche nachvollziehen kann, vorausgesetzt, er hat den Mechanismus der Rauchsucht überhaupt selbst verstanden.

Nikotinprodukte

Es ist doch geradezu irrsinnig, wenn ein Raucher vom Nikotin loskommen will und sich dieses gleichzeitig auf andere Art und Weise zuführen soll. Es wäre damit zu vergleichen, einem Alkoholiker den Alkohol nicht mehr über den Mund, sondern mit Kaugummis oder ähnlichem zuzuführen. Bitte lassen Sie die Finger vor solchen Präparaten. Es bringt absolut nichts, außer dass auch hier die Kassen einer Industrie gefüllt werden und Sie sich das Aufhören nur erschweren.

Warum haben Nikotinprodukte so wenig Erfolg? Ganz einfach, weil das Nikotin für sich genommen noch nie das Problem war, und davon gehen die Experten aus, die Nikotin verschreiben. Es ist letztlich ein psychisches Problem, so dass jeder Raucher mit Nikotinkaugummis oder ähnlichem seine Sucht nicht überwinden kann. Wenn er es schafft, dann trotz und nicht wegen dieser Nikotinprodukte. Außerdem sind Nikotinprodukte ohnehin nicht als Ersatz für das Nikotin in der Zigarette zu betrachten. Erstens fehlt der Kick, wenn das Nikotin infolge des Lungenzuges in das Gehirn gepumpt wird, zweitens ist das Rauchen eine Rauchsucht und nicht nur eine Nikotinsucht. Wenn Sie erfolgreich mit Nikotinprodukten das Rauchen beenden, dann schaffen Sie es ohne spielend.

Es fällt mir immer schwerer zu sehen, dass mindestens 90 Prozent der gesamten Gesellschaft an schwere körperliche Entzugserscheinungen glaubt. Inzwischen weiß ich allerdings, wenigstens als Trost, warum dies so ist. Diese Illusion aus den Köpfen der Menschen zu bringen ist sicherlich nicht leicht, aber es ist ein Mosaikstein auf dem sicheren Weg zum Nichtraucher. Für den Moment ist es für Sie nur wichtig zu wissen, dass es diese Entzugserscheinungen nicht gibt. Damit ist auch der Sinn von derartigen Produkten hinfällig, der da heißt: Nikotin zuführen, um in der Anfangszeit der Entwöhnung wenigstens von den schweren körperlichen Entzugserscheinungen verschont zu bleiben. Mit den psychischen Entzugserscheinungen wird man dann leichter fertig. Nachdem dann das Nikotin langsam reduziert wurde, kann es ganz abgesetzt werden und Sie sind Ex-Raucher, frei von Ihrer Sucht.

Ich sage, weil Sie sich weiterhin ständig Nikotin zuführen, ist es tatsächlich eine Glanzleistung, wenn Sie unter Zuführung von Nikotin für immer Nichtraucher werden würden. Warum fangen Ex-Raucher meistens nach mehreren Monaten oder sogar Jahren mit dem Rauchen wieder an? Sicherlich nicht aufgrund des Nikotins, denn das ist, wie gesagt, nach kurzer Zeit im Blut nicht mehr nachweisbar. Alle Ex-Raucher fangen nur aus einem Grund wieder an: Die psychische Abhängigkeit!

Pillen

Die Menschheit will an Pillen und Tabletten glauben. Kein Wunder, schließlich werden wir so erzogen, denn auch hier steckt eine mächtige Industrie dahinter. Die Kombination von Industrie und dem Helfer Staat ist vergleichbar zur Tabakindustrie, denn unser Staat muss schließlich Milliarden an Steuern einnehmen, um sie anschließend wieder sinnvoll und sinnlos auszugeben. Außerdem müssen Arbeitsplätze gesichert werden, denn noch mehr Arbeitslose wären kaum zu verkraften.

Also muss die Pharmaindustrie boomen, die viele Menschen noch kränker macht. Sobald sich ein Symptom zeigt, sei es Kopfschmerz, Verstopfung, Durchfall oder irgendetwas in dieser Art – die richtige Pille einnehmen und schon geht's uns gut. Leider nur solange, bis das Symptom erneut auftaucht, denn die Ursache wurde nicht therapiert. Genauso ist es in Bezug auf Diät-Pillen, Sie können essen und trinken, was sie wollen, sie werden deutlich Gewicht verlieren. So einfach ist das. Und wenn Sie auf ungesundem Weg Ihre Pfunde abgenommen haben, setzen Sie die Pillen ab und haben am Ende fünf Kilogramm mehr auf den Rippen als zu Beginn Ihrer Pillen-Diät.

Nichts anderes bewirken Pillen gegen das Rauchen. Sie therapieren nicht die Ursachen Ihrer Sucht, sondern bekämpfen nur die Symptome. Sie können nichts bewirken, denn wie sollen Pillen Ihr Rauchprogramm, d.h. Ihre psychische Abhängigkeit vermindern? Das können nur Sie selbst. Auch Zyban hat ebenso keine durchgreifenden Wirkungen erzielt, auch wenn weiterhin betont wird, dass mit dieser Pille das Verlangen nach Nikotin gedämpft wird. Die Erfolgsquote beläuft sich auf ca. 30 Prozent. Ich frage mich in diesem Zusammenhang natürlich, warum die anderen 70 Prozent nach wie vor Lust auf Nikotin hatten? Ganz einfach, weil die Pille nicht viel bewirkt, denn ansonsten wäre die Erfolgsquote deutlich höher, ganz zu schweigen von den Nebenwirkungen dieses chemischen Mittels und den Kosten. Es ist furchtbar einfach nie mehr zu rauchen, dazu bedarf es wirklich keiner Pillen, die Ihre Gesundheit wieder schädigen.

Die Menschheit beginnt immer mehr zu vergessen im Einklang mit der Natur zu leben. Ich bin schon immer der Meinung gewesen, dass die Mehrheit der Menschen in der überwiegenden Zeit ohne Medikamente auskommen kann und auch sollte. Selbstverständlich ist es in vielen Fällen unablässig und notwendig, mit Medikamenten zu heilen. Aber grundsätzlich sollten die Menschen mehr auf sich, als auf die Wunderpillen vertrauen und daran denken, dass jedes Symptom Ihre Ursachen hat und das Immunsystem eines grundsätzlich gesunden Menschen viele Krankheiten selbst bekämpfen kann. Zum Beispiel haben Sie Kopfschmerzen nach einem Alkoholrausch und dem gleichzeitigen Verbrauch von einer Packung Zigaretten. Die Pille am Morgen danach bewirkt nur eine Linderung der Symptome. Ohne die Gifte Alkohol und Zigarette bräuchten Sie in diesem Fall auch keine Pille.

Leider werden wir auch in diesem Industriezweig inzwischen permanent mit einer massiven Werbung zugeschüttet. Es vergeht kein Abend, an dem nicht mit irgendeiner Wunderpille oder –salbe geworben wird, so dass die Programmierung, die wir ohnehin schon seit Kindesbeinen an genießen durften, noch intensiviert wird. Bei Zyban und allen anderen Pillen gegen die Rauchsucht haben wir eine brisante Mischung: Chemie als Wundermittel gegen die Gifte der Zigarette? Nicht wenige Menschen sind sowohl tabletten- als auch rauchsüchtig.

Willenskraft

Die meisten Raucher versuchen ein- oder mehrmals während Ihrer Raucherkarriere sich alleine, ohne Hilfsmittel zu therapieren, d.h. mit dem Rauchen Schluss zu machen. Dieser Zeitpunkt ist dann gekommen, wenn der eigene Leidensdruck einfach zu groß geworden ist. Meistens wird diese Entscheidung in Panik gefällt, wenn man selbst gesundheitliche Probleme befürchtet, ein Arzt uns vor dem weiteren Rauchen gewarnt hat oder wir einmal mehr Zeuge bei anderen Rauchern geworden sind, welche schrecklichen Erkrankungen das Rauchen verursachen kann. Ist es ein nahestehender Mensch gewesen, ist das oft der Auslöser, den Entschluss zu fassen, nicht mehr zu rauchen, denn in diesem Moment ist die Angst, weiterzurauchen größer, als die Angst aufzuhören.

Diese Entscheidung wird, wie gesagt, in einem Stresszustand gefällt und ist zum Scheitern verurteilt, denn zu dem bereits vorhandenen Stress kommt noch der Entzugsstress hinzu, den jeder Raucher mehr oder weniger erleidet, der mit Willenskraft aufhört. Ich bewundere jeden Raucher, der es aufgrund purer Willenskraft schafft, auch nur einen Tag nicht zu rauchen. Ich glaube nicht, dass ich über wenig Willenskraft verfüge, aber ich bin nie über diesen Tag hinausgekommen. Vielleicht verfüge ich ja aber doch über weniger Willenskraft, als ich denke und es fiel mir deshalb so leicht, Nichtraucher zu werden, denn Sie benötigen keine Willenskraft, wenn Sie sich auf das Nichtrauchen freuen.

Die meisten dieser willensstarken Raucher werden früher oder später wieder rückfällig. Kein Wunder, denn wer hält es schon aus, jahrelang auf etwas zu verzichten, das man doch so gerne hätte. Was würden diese Raucher in manchen Momenten für eine einzige Zigarette geben? Die wenigen Raucher, die standhaft geblieben sind, schmachten noch Jahre danach nach einer Zigarette. Meistens werden diese Raucher aber rückfällig, oft noch Jahre später, wenn die Umwelt und der Ex-Raucher selbst nicht mehr damit gerechnet hat. Es geschieht oft bei einem geselligen Anlass, unter Alkoholeinfluss oder in besonderen Stresssituationen und dem Zutun anderer Raucher, die nicht alleine rauchen wollen und eine Zigarette anbieten. Nur eine einzige Zigarette kann ja nicht schaden – ein paar Tage später wird wieder die erste Packung gekauft.

Die Willenskraft ist in solchen Momenten bei allen Menschen nicht geringer als die Jahre vorher, sondern in diesem Moment nur nicht mehr ausreichend. Daher werden auch die frischgebackenen Nichtraucher von den sogenannten Experten, gerade zu Beginn gewarnt, Alkohol zu trinken oder irgendetwas zu tun, die einen Rückfall hervorrufen könnte. Genau das ist aber die falsche Sichtweise.

Ich habe bisher noch niemanden persönlich kennen gelernt, der den Unterschied zwischen „Wille" und „Willenskraft" kennt. Fast die gesamte Gesellschaft geht davon aus, dass ein ungeheurer Wille notwendig ist, um vom Rauchen loszukommen. Gemeint ist mit dem Willen, dass eine ungeheure Willenskraft notwendig ist, denn fast jeder verwechselt beide Begriffe bzw. kennt den Unterschied nicht.

Egal ob Wille oder Willenskraft, beide Begriffe sind in diesem Zusammenhang falsch. Um für immer Nichtraucher zu werden, und zwar ohne Entzug und Gewichtszunahme, ist weder ein ungeheurer Wille notwendig, schon gar nicht eine dementsprechende Willenskraft. Der Wille, nicht mehr zu rauchen, muss natürlich vorhanden sein, ansonsten beschäftigt sich der Raucher gar nicht mit dem Thema, das ist klar. Aber mit dem Willen meine ich nur, dass der Wunsch vorhanden sein muss, Nichtraucher zu *werden*. Ich meine damit nicht die Willenskraft, die der Nichtraucher benötigt, nachdem er die letzte Zigarette geraucht hat und Nichtraucher *ist*.

Ein kleines Beispiel soll dies verdeutlichen. Nehmen wir an, dass Sie für Ihr Leben gerne Tennis spielen. Es ist Ihr größtes Hobby. Müssen Sie Willenskraft aufbringen, um sich zum Spielen zu überwinden? Nein, im Gegenteil, nach einigen Tagen brennen Sie geradezu darauf, auf den Platz einzulaufen. Genauso ist es mit dem Nichtrauchen. Sie sehen diese Tatsache nicht als Verlust an, sondern, im Gegenteil, als Ihre vielleicht größte Befreiung aus einer jahrelangen Abhängigkeit. Wieso sollten Sie also Willenskraft aufbringen müssen, diesen schönen Zustand, von dem Sie vielleicht jahrelang geträumt haben, wieder aufzugeben?

Wenn Sie am Ende des Buches angekommen sind, garantiere ich Ihnen, dass Sie über das Rauchen bzw. Nichtrauchen genau so denken werden. Lassen Sie sich auf keinen Fall einreden, dass Sie einen starken Willen benötigen. Ich gehe sogar davon aus, dass er Sie eher am Rauchen halten würde.

Allen Carr's Easyway

Allen Carr's Methode hat einen großen Anteil daran, dass mir einiges über das Rauchen klar wurde und ich Nichtraucher *wurde*. Allerdings bin ich inzwischen sicher, dass er nur bedingt dafür verantwortlich war, dass ich Nichtraucher *blieb*, denn es ist ein großer Unterschied zwischen „begeistert aufhören" und „begeistert nicht wieder anfangen". Auch bei der Easyway Methode schrumpft der Prozentsatz zwischen den momentanen „Aufhörern" und denen, die wirklich nicht wieder anfangen, beträchtlich.

Allen Carr, der leider viel zu früh an Lungenkrebs starb, war für mich dennoch ein Pionier auf dem Gebiet der Raucherentwöhnung. Aber auch er übersah wichtige Aspekte. Das ist ein Grund, warum er sein Ziel „I will cure the world from smoking" (ich werde die Welt vom Rauchen befreien) bei weitem verfehlte. Ein wichtiger Grund hierfür liegt meiner Meinung nach in der nachhaltig zu geringen Erfolgsquote. Eine Studie der Medizinischen Universität Wien, gemeinsam mit dem Marktforschungsinstitut market-mind, ermittelte von Juni bis September 2002 bei 537 Personen, dass bei Absolventen von Allen Carr Nichtraucherseminaren, nach einem Jahr nur noch 53,3 Prozent tatsächlich Nichtraucher waren. Das bedeutet, dass es auch Allen Carr' Easyway offensichtlich nicht schafft, die Mehrheit der Raucher zum dauerhaften Aufhören zu bewegen. Oder anders ausgedrückt: *Fast die Hälfte raucht bereits nach einem Jahr wieder.*

Es gibt keine mir bekannte Studie, die untersucht hat, wie hoch die Erfolgsquote nach zehn oder zwanzig Jahren ist. Aufgrund der vorliegenden österreichischen Studie gehe ich aber davon aus, dass die wahre Erfolgsquote, nämlich ein Leben lang Nichtraucher zu bleiben, auch bei Easyway, wie bei allen anderen Methoden, langfristig deutlich unter fünfzig Prozent liegt. Daher muss man auch bei der anscheinend erfolgreichsten Methode der Welt davon ausgehen, dass die Mehrheit weiterraucht. Warum ist das so? Hierfür sehe ich zwölf Gründe:

Grund 1: Seine Methode
Auch Allen Carr versäumte es nicht, seine, wie er selbst sagte, „Wundermethode" immer und immer wieder anzupreisen. Er nahm den Raucher bei der Hand, der sämtliche Anweisungen genauestens befolgen musste, da er sonst keinen Erfolg haben wird. Allen Carr's Easyway nimmt dadurch den Ver-

gleich zu zweihundert anderen „Wundermethoden" auf, dessen Begründer auch alle an ihre Methode glauben. Ganz entscheidend ist es meiner Meinung nach, dass die Methode des Easyway besonders stark das Selbstbewusstsein der Raucher nimmt bzw. schwächt. Oder positiver formuliert: Es wird kein Selbstbewusstsein aufgebaut. Der Raucher wird zum unmündigen Konsumenten der Bücher und Seminare erklärt. Ihm wird auf extreme Weise vermittelt, dass er nur eine Chance hat, wenn er sich exakt an alle Anweisungen hält. Der Raucher glaubt dadurch nicht mehr an seine eigene Stärke. *Ich aber glaube, dass die wirkliche Freiheit von innen, von den Menschen selbst kommen muss.*

Grund 2: Nikotinsucht

Ein zweiter wichtiger Grund ist, dass Allen Carr's Easyway von Nikotinsucht spricht. Er selbst hatte diesen Begriff inzwischen relativiert und bemerkt, dass dies streng genommen nicht ganz richtig ist. Trotzdem hielt er daran fest und baute ein *Nikotinmonster* auf. Darunter verstand Allen Carr die Wirkungen der Droge Nikotin und die daraus folgenden Entzugserscheinungen. Er machte dabei keinen Unterschied zwischen den Wirkungen vor der letzten Zigarette und danach.

Dieses Monster führt den Raucher auf einen falschen Weg. Es gibt dieses Monster nicht, man braucht daher auch nicht dagegen anzukämpfen. Außerdem macht es wenig Sinn, gegen sich selbst zu kämpfen. Mit dem Begriff „Nikotinmonster" wird die Bedeutung des Nikotins überproportional stark betont und der Raucher geht von falschen Voraussetzungen aus.

Grund 3: Gehirnwäsche

Damit wären wir bei einem weiteren Mangel seiner Methode – die Gehirnwäsche. Seine Methode beruht auf einer Gegen-Gehirnwäsche. Allein seine Definition der Begriffe ist befremdlich:
Gehirnwäsche: Darunter verstand Allen Carr: Eine Person wirksam davon zu überzeugen, dass bestimmte Tatsachen und Vorstellungen wahr sind, obwohl sie in Wirklichkeit falsch sind.
Gegen-Gehirnwäsche:
Darunter verstand er: Ein Verfahren, Gehirnwäsche zu beseitigen, damit eine Person die wahre Lage erkennen kann.

Damit stellte sich Allen Carr über alle anderen Meinungen und sagte uns, was wahr und falsch ist. Aber selbst das wäre noch in Ordnung gewesen, wenn damit alle Probleme erschlagen worden wären. Es geht jedoch nicht nur um die Gehirnwäsche, sondern um das abgespeicherte Suchtprogramm (Rauchprogramm) in Ihrem Gehirn. Allen Carr's Easyway beachtet nicht alle Faktoren, die Einfluss auf Ihr Raucherhirn haben. Vor allem fehlen wichtige Informationen über die Nach(Wirkungen) des Nikotins auf Ihr Gehirn (Stichwort Nikotinrezeptoren).

Dadurch werden wichtige Informationen unterschlagen, die für Sie von großer Bedeutung nach der letzten Zigarette sind. Nur wenn Sie Ihr gesamtes Rauchprogramm in Ihrem Gehirn kennen, sind Sie auf alle Eventualitäten vorbereitet und können problemlos die ganzen „Entzugserscheinungen" verdauen, wobei wir beim nächsten Mangel der Allen Carr Methode sind.

Grund 4: Entzugserscheinungen

Auch Allen Carr war der Meinung, dass es ganz ohne Entzugserscheinungen nicht gehen wird. In den ersten Tagen wird sich das Nikotinmonster melden. Nach circa fünf Tagen hat das Verhungern seinen Höhepunkt erreicht. Danach beginnt sich das stoffwechselbedingte Verlangen nach Nikotin zu vermindern.

Dieses Monster ernährt sich ausschließlich von Nikotin, so dass es nach ungefähr drei Wochen verhungert ist. Easyway betont zwar, dass Sie den Entzug vom Nikotin nicht körperlich spüren, da das Problem nur im Kopf existiert, dennoch spüren Sie den Entzug. Dadurch lenkt er die Raucher auf eine falsche Fährte, denn mit der richtigen mentalen Einstellung und dem kompletten Wissen über das Thema Rauchen wird es in Wirklichkeit keinen Entzug geben.

Alleine dadurch, dass auch Easyway von Entzugserscheinungen und dem Nikotinmonster spricht, bauen sich bei vielen Rauchern unnötigerweise Ängste auf, die dann tatsächlich zum Entzug führen. Daran änderte Allen Carr auch nicht viel, wenn er darauf hinwies, dass er die geringen Entzugserscheinungen sogar genossen hat, und das zu tun auch jedem anderen Raucher empfiehlt.

Grund 5: Die Ängste und Vorteile als zentrale Aspekte

Easyway stellt zwar die Vorteile des Nichtrauchens heraus, durchleuchtet aber diese nicht im Detail. Vor allem macht die Methode dem Raucher nicht klar, welche Ängste ihn bisher tatsächlich daran gehindert haben aufzuhören und wie sie zusammenhängen. Ich bin sicher, dass dieser Aspekt zentral für Sie ist, um wirklich alle Ängste vor der letzten Zigarette abbauen zu können.

Grund 6: Vokabular

Besser wäre es, wenn Allen Carr nie von Entzugserscheinungen gesprochen hätte. Er legte aber, wie alle anderen Suchtexperten, keinen großen Wert auf das Vokabular und sieht diesen Aspekt nicht als einen Mosaikstein an, um die psychische Abhängigkeit komplett zu überwinden.

Wenn Sie, so wie Easyway von „Rauchen aufgeben", von „Entzug", von „Nikotinsucht" und dergleichen mehr reden, werden Sie auch als Nichtraucher so denken. Sie glauben dadurch an den Entzug, Sie glauben, dass Sie etwas „aufgegeben" hätten (also an Verlust) und Sie gehen davon aus, gegen Ihre Nikotinsucht „kämpfen zu müssen". Keine Methode hat bisher den großen Einfluss des verwendeten Vokabulars auf die psychische Abhängigkeit beleuchtet.

Grund 7: Lebensqualität

Auch das ist ein sehr wichtiger Punkt, den Easyway wenig beachtet und in Zusammenhang mit dem Rauchen setzt. Wenn Sie sich bewusst werden, was wirkliche Lebensqualität ausmacht und Ihnen klar wird, wie Sie Ihre Lebensqualität als Nichtraucher verbessern können, fällt Ihnen das Aufhören für immer leichter. Wichtig in diesem Zusammenhang ist es auch zu erkennen, welche Voraussetzungen notwendig sind, um die Chance auf eine hohe Lebensqualität zu bekommen.

Grund 8: Rauchen als Krankheit

Allen Carr betonte, dass das Rauchen selbst eine Krankheit sei. Ich pflichte ihm voll und ganz bei. Allen Carr konkretisierte jedoch nicht, um welche Krankheit es sich handelt. Ich bin der Meinung, dass es aber für Sie wichtig ist, zu erfahren, welche Krankheit Sie haben. Wenn Sie sich nämlich bewusst werden, dass Sie sich in den Augen eines Nierauchers kein Haar anders verhalten als andere Zwangserkrankte, sind Sie Ihrem Ziel ein ganzes Stück nähergekommen. Ich glaube, dass Ihnen diese Erkenntnis das Nichtrauchen leichter macht.

Grund 9: Es ist einfach, nie mehr zu rauchen

Diese Kernaussage seiner Methode stimmt nur unter bestimmten Voraussetzungen. Ich glaube es ist ratsam, dass Ihnen als Raucher klar wird, warum es Ihnen bei Ihren bisherigen Aufhörversuchen nicht leicht fiel, das Rauchen zu beenden und Sie rückfällig wurden bzw. warum Sie das Aufhören überhaupt immer wieder verschoben haben.

Grund 10: Sie haben nichts zu verlieren

Auch diese Aussage von Easyway stimmt nicht. Wenn Sie einen Aufhörversuch wagen und es nicht schaffen, kann es sein, dass Sie dieses Mal endgültig den Kopf in den Sand stecken und Ihr Leben lang weiterrauchen. Jeder wird von gescheiterten Aufhörversuchen geprägt – Ihre Ängste steigen noch mehr. *Sie haben also sehr wohl etwas zu verlieren, nämlich Ihr Selbstbewusstsein - im schlimmsten Fall Ihr Leben, wenn Sie es nicht schaffen.* Daher liegt mein Schwerpunkt nicht auf dem einfachen Aufhören, sondern auf einer möglichst großen Sicherheit, endgültig Nichtraucher zu werden. Der beste Weg zum Nichtraucher ist der sichere und einfache Weg zugleich – ohne Angst! Dadurch, dass ich Ihnen sage, dass Sie sehr viel zu verlieren haben, erhöht sich die Wahrscheinlichkeit, für immer Nichtraucher zu werden.

Grund 11: Light Zigaretten werden nicht beachtet

Easyway verliert über den Light-Zigaretten-Trick der Zigarettenindustrie kein Wort. Immerhin rauchen inzwischen fünfundzwanzig Prozent leichtere Zigaretten, und klammern sich damit an den kleinen Strohhalm der Hoffnung, sich über die reduzierte Nikotinmenge vielleicht doch nicht ganz so großen Schaden zuzufügen. Aber bei Allen Carr's Easyway bleibt dem Raucher genau diese Hoffnung, an die er sich vielleicht klammert. Ein Mosaikstein auf dem Weg zum Nichtraucher auf Lebenszeit ist, zu realisieren, dass Sie gerade bei Light Zigaretten noch abhängiger werden, mehr Geld liegen lassen und noch schädlicher rauchen, als vorher.

Grund 12: Zigarilloraucher werden nicht beachtet

Zigarillos sind oft der letzte Ausweg eines verzweifelten Rauchers, sein „Laster" doch nicht ganz aufgeben zu müssen. Auch dies beachtet Allen Carr nicht und lässt damit einen Zufluchtsweg offen.

All die gerade vorgestellten Methoden haben, wie die Vielzahl anderer Methoden, einen großen Nachteil: die geringen Erfolgsquoten, vor allem mittel- und langfristig. Also haben sie einen erheblichen Anteil daran, dass Sie noch abhängiger werden, als Sie es ohnehin wären und sind Teil Ihrer psychischen Abhängigkeit. Da Sie evtl. bereits einmal oder sogar mehrmals gescheitert sind, verfestigt sich Ihr Glauben an die Sucht und die Unmöglichkeit des Entrinnens immer mehr in Ihrem Gehirn, d.h. in Ihrem Rauchprogramm, so dass Ihre psychische Abhängigkeit im Zeitverlauf immer mehr ansteigt, ebenso natürlich Ihr Leidensdruck. Daher ist es höchste Zeit, dass die gesamte Gesellschaft die Illusionen der Rauchsucht erkennt und die Raucher auf sicherem Weg Ihre Abhängigkeit überwinden. Ein Hindernis auf diesem Weg sind die Experten, die ein gehöriges Wort mitreden wollen, wenn es um das (Nicht)Rauchen geht.

29   Die Expertenmeinungen

Wir sehen als Experten die Menschen an, die sich in einer bestimmten Sache wirklich auskennen, d.h. zu Hause sind. Beispielsweise Günter Netzer. Er war für mich ein brillanter Fußballer, ist aber ein genauso begnadeter Kritiker und Diskussionspartner. Er analysiert in einer ganz hervorragenden Weise sehr sachlich mit hohem Verstand die Spiele unserer Nationalmannschaft. Warum sehe ich ihn als Experten an? Nicht nur, weil er über die gerade beschriebenen Eigenschaften verfügt, sondern eine Grundvoraussetzung mitbringt. Er war in der Sache, über die er spricht, jahrelang sehr erfolgreich. Egal ob Boris Becker, Michael Stich oder andere ehemalige, aktive Sportler. Wir sehen sie als Experten Ihres Faches an, wenn sie in dem früheren Sport sehr erfolgreich waren und gleichzeitig gewisse andere Fähigkeiten mitbringen. Daher ist es noch lange nicht gesagt, dass ein erfolgreicher Sportler ein guter Kommentator oder Trainer wird, wenn diese bestimmten Fähigkeiten fehlen.

Genauso ist es, wenn es ums Thema Rauchen und Nichtrauchen geht. Von vornherein können die wirklichen Experten nur ehemalige Raucher sein, die jahrelang süchtig waren und inzwischen endgültig geheilt sind. Nur diese Nichtraucher können, unter bestimmten Voraussetzungen, nachvollziehen, was es bedeutet, jahrelang oder gar Jahrzehnte von der Rauchsucht gefangen zu sein. Nur dieser Personenkreis hat überhaupt die grundsätzliche Möglichkeit, das Raucherhirn zu verstehen. Ein Nichtraucher aus diesem „auserwählten" Kreis muss darüber hinaus nicht nur das Interesse haben, sich intensiv, vielleicht sogar hauptberuflich mit dem Thema zu beschäftigen und sein erworbenes Wissen einzubringen, sondern muss die komplette Sichtweise der Rauchsucht und die richtige Vorgehensweise verinnerlicht haben. Ist dies alles erfüllt, muss er auch noch weitere, persönliche Voraussetzungen mitbringen, um ein wirklich aussagefähiger Experte zu werden. Dies schränkt bisher bei einer fünfprozentigen Erfolgsquote die möglichen Experten erheblich ein.

Viele militanten Nichtraucher bilden sich ein, Experten zu sein. Aber das ist so, als wenn ich mich, der noch nie in seinem Leben Golf gespielt hat, als Experte für das Golfspielen ausgeben würde, nur weil ich zwei Bücher darüber gelesen habe. Diese Nichtraucher begehen einen großen Fehler. Sie richten Ihr gesamtes Engagement gegen die Raucher und nicht gegen das, was auch die Raucher stört – nämlich das Rauchen selbst. Das Rauchen muss aus unserer Welt verschwinden, nicht die Raucher!

Wenn ich an meine eigene Raucherkarriere zurückdenke, so fühlte ich mich, je länger ich rauchte und je mehr ich über die gesundheitlichen Gefahren hörte, immer mehr in die Ecke gedrängt und bedroht. Daher finde ich es inzwischen ungeheuerlich, wie sich die gesamte westliche Gesellschaft beim Thema Rauchen gebärdet, welche Lügen verbreitet werden und wie die Raucher gesehen werden. Manchmal habe ich das Gefühl, dass einige fanatische Nichtraucher am liebsten alle Raucher auf eine einsame Insel verfrachten würden, wo sie kein Unheil mehr über die Erde bringen könnten. Dabei bin ich mir mittlerweile sicher, dass genau diese Fanatiker einen ganz gehörigen Teil dazu beitragen, dass so viel auf unserem Planeten weitergeraucht wird, und zwar ganz einfach deshalb, weil sie, aufgrund Ihrer Unwissenheit über Süchte im Allgemeinen und das Rauchen im speziellen, die Diskussionen zwischen Rauchern und Nichtrauchern unnötig emotional anheizen und schlicht und ergreifend Unwahrheiten in bezug auf das Rauchen verbreiten. Diese Unwahrheiten führen dazu, dass die Ängste, die der Raucher ohnehin schon hat, noch weiter ansteigen und er niemals mit dem Rauchen aufhören wird. Im Gegenteil, die Raucher werden sich eher zusammenschließen und einen Grund haben mehr zu rauchen.

Nichtrauchervereine und Schutzgemeinschaften sind tatsächlich häufig der Auffassung, dass das Problem gelöst werden könnte, indem sich alle Nichtraucher zusammenschließen und das Rauchen komplett verbieten würden. Sie fordern nicht selten alle Nichtraucher auf, sich gegen die schlimmen Raucher zusammenzuschließen. Nur, wenn das Rauchen aus der Öffentlichkeit verbannt würde und nicht mehr gesellschaftsfähig sei, würde es bald keinen Raucher mehr geben.

Oh, wie wäre dies schön. Falls es diese Schutzgemeinschaften und Nichtraucherpvereine noch nicht bemerkt haben sollten – genau diese Verbote werden doch am laufenden Verband ausgesprochen und gesellschaftsfähig bzw. im Trend liegt das Rauchen auch nicht mehr. Aber, ich frage Sie, wozu hat dies bisher geführt? Zu rein gar nichts, außer dass die Diskussionen immer emotionaler geführt werden und die wirkliche Lösung, nämlich eine sinnvolle Vorgehensweise bei der Beendigung der Rauchsucht zu entwickeln, um dadurch die Nachfrage nach Zigaretten zu stoppen, in immer weitere Ferne rückt. Die Zigarettenindustrie lacht sich doch über unsere gesamte Gesellschaft schon lange ins Fäustchen – und kassiert weiter ab.

Im Übrigen frage ich mich, warum es Nichtrauchervereine und entsprechende Schutzgemeinschaften gibt, aber ich noch nie von einem derartigen Nichtalkoholikerverein gehört habe? Vielleicht gibt es ihn auch und er ist bisher im Verborgenen geblieben. Leider werden alle derartigen Vereine nicht viel ausrichten, da die Mitglieder, wie fast die gesamte Gesellschaft, den Mechanismus und die Hintergründe von Drogensüchten nicht begreifen. Dieser Sachverhalt wird durch die Tatsache, dass Rauchverbote und Rechtsprozesse in einem immer stärkeren Masse zunehmen, bestätigt.

Weitere sogenannte Experten sind Suchttherapeuten. Oft sind es Psychologen, die studiert haben und davon ausgehen, Süchte zu verstehen. Ich möchte diesen Personen nicht zu nahetreten, aber ich weiß, dass verhaltenspsychologische Sitzungen über acht Wochen hinaus einfach nicht notwendig sind, um Nichtraucher zu werden. Wenn die Psychologen selbst noch nie geraucht haben, gilt das vorhin gesagte in gleicher Weise. Auch Suchtexperten glauben in der Regel an die herkömmlichen Methoden, zumindest als wirkungsvolle Unterstützung zur Rauchentwöhnung.

Ärzte gelten als weitere Experten, wobei gerade in diesem Berufszweig überproportional viele Raucher vertreten sind. Von der Logik her unverständlich, wenn man bedenkt, dass wohl kein Arzt bestreiten kann, sich den Gesundheitsgefahren des Rauchens nicht bewusst zu sein und oft sogar gerade die schlimmen Erkrankungen von Rauchern live miterleben müssen. Aber wie ich eingangs erwähnte, ist diese Tatsache ja die Crux an Süchten. Wir hätten Millionen weniger Raucher im Land, wenn die Erkenntnis der Gesundheitsgefährdung ausreichen würde, um die letzte Zigarette zu rauchen. Ärzte sind leider oft ahnungslos, wenn der Raucher genauere Informationen oder Hilfe nachfragt. Die meisten Ärzte verweisen an einschlägige Institutionen oder raten zu den herkömmlichen Methoden. Auch sie gehen, in aller Regel, von falschen Annahmen aus.

Weitere sogenannte Experten habe ich schon genannt, z.B. unsere ehemalige Gesundheitsministerin, die gegen das Tabakwerbeverbot klagte oder die militanten Nichtraucher in den Vereinen. Die anderen Fachleute sind die vorher genannten Hypnotiseure, Akupunkteure und Wunderheiler, die bisher allesamt auch nicht sehr viel zur Lösung des Problems beigetragen haben.

30   Die Spirale der psychischen Abhängigkeit

Die psychische Abhängigkeit der Rauchsucht wird durch alle vorhin genannten Faktoren bestimmt, aber erst das Mix aus allen Faktoren zusammen schaukelt die psychische Abhängigkeit zu den bekannten Ausmaßen hoch. Ein Raucher, der beschließt mit dem Rauchen aufzuhören und aufgrund der ungeeigneten Methode scheitert, ist psychisch abhängiger als vorher. Weiterhin sieht er sich unaufhörlich in den Expertenmeinungen bestätigt und der öffentlichen Meinung bzw. anderen Einflüssen ausgesetzt. Er sieht seine Vorbilder, Freunde und Bekannte rauchend durch das Leben ziehen, die ihm auch ständig erzählen, wie schwer es ohne Zigarette ist.

Er sieht andere Raucher, wie sie versuchen, von der Zigarette loszukommen, und genauso scheitern wie er. Er sieht Sendungen im Fernsehen und muss stundenlange Erzählungen von Rauchern über sich ergehen lassen, die von schweren Entzugserscheinungen berichten oder er hört Belehrungen von Nichtrauchern und Ärzte, die vor den Gesundheitsgefahren warnen. Er liest Bücher, dass das Rauchen doch nicht so schlimm sei, trotzdem wird sein Leidensdruck wieder so groß werden – meistens höher als vorher – so dass er einen weiteren Versuch startet. Vielleicht bedient er sich jetzt Anti-Raucher-Pillen oder Nikotinkaugummis, jedenfalls ist die Wahrscheinlichkeit groß, dass er erneut scheitert.

Die Mehrzahl der Raucher mittleren Alters haben verschiedene gescheiterte Versuche hinter sich, so dass diese Menschen natürlich noch anfälliger für alle äußeren Einflüsse sind. Jedes Mal, und das wird leider sehr oft der

Fall sein, wenn ein gescheiterter Raucher seine eigenen Erfahrungen bestätigt bekommt, wird er ein wenig abhängiger. Da leider nach wie vor fast alle Raucher scheitern, können Sie sich vorstellen, wie sich das Meinungsbild der Gesellschaft potenziert. Gegenseitig wird beobachtet und berichtet und fast täglich wird man in seiner Meinung bestätigt.

Diese Raucher befinden sich in einer Spirale der psychischen Abhängigkeit, die es fast unmöglich macht, einfach, ohne Entzugserscheinungen und Gewichtszunahme, Nichtraucher zu werden. Diese Raucher glauben diese Horrorvisionen nicht nur, sondern Sie *wissen*, wie schwer der Entzug ist und wie sehr sie an Gewicht zunehmen werden. Wenn es ein solcher Raucher doch schaffen sollte, der Sucht zu entkommen, dann meist nur dank seiner ungeheuren Willenstärke. Der Leidensdruck war in diesem Fall so groß, dass er „durchhält", aber mit einem hohen Preis – lebenslanger, psychischer Entzug, Gewichtsprobleme und aufgrund seines Opfers tatsächlich weniger Spaß am Leben.

31   Die beiden Spiralen im Mix

Je höher also Ihre psychische Abhängigkeit vom Rauchen ist, umso höher sind die Entzugserscheinungen und umso höher wird Ihre Gewichtszunahme sein, oder anders ausgedrückt: Je größer Sie Ihre psychische Abhängigkeit einschätzen, umso größer sind Ihre Ängste mit all den Folgen. Das Problem ist, dass sich beides gegenseitig hochschaukelt. Der Raucher, dessen Leidensdruck so groß ist, dass er mit dem Rauchen aufhören will, wird alle Informationen, die er erhalten kann, abspeichern. Er wird sich, falls überhaupt über dieses Thema berichtet wird, Sendungen anschauen, die sich mit dem Thema beschäftigen, er wird sich mit Leidensgenossen unterhalten oder ein Buch lesen und überlegen, ob er es mit Willenskraft versuchen oder sich einer Methode bedienen soll. Die Informationen, die er von der Gesellschaft erhält, werden ihm noch mehr Angst einjagen, denn er wird ständig hören, wie schwer es ist, mit dem Rauchen aufzuhören und welch schlimme Entzugserscheinungen ihn dabei begleiten werden.

Alle Faktoren, die zu seiner psychischen Abhängigkeit beitragen, verstärken gleichzeitig seine Ängste, die wiederum sein Glaube an die psychische Abhängigkeit verstärkt, die in dem Moment des Aufhörens durch seinen

Stress am stärksten ist. Was ist das Ergebnis? Er wartet, ob auch alle Informationen so eintreten, wie es ihm eingeredet wurde. Erleidet er den prophezeiten Entzug und nimmt an Gewicht zu, fühlt er sich stark abhängig, gleichzeitig nehmen seine Ängste im gleichen Maß zu, z.B. die Angst, nie mehr wirklich von der Sucht loszukommen und ein Leben lang im Entzug verbringen zu müssen und rückfällig zu werden. Scheitert der Raucher dann tatsächlich, verdrängt er zwar zunächst alles und sucht wiederum Zuflucht in seinen bekannten Rechtfertigungen, ist aber leider psychisch noch abhängiger als vorher. Und alles dreht sich wie gewohnt weiter.

Ich bin mir inzwischen sicher, dass das Rauchen die Sucht ist, die wohl die stärkste psychische Abhängigkeit aller bekannten Süchte beinhaltet. Oder kennen Sie eine Sucht, die sozial, politisch und staatlich so stabil ist wie das Rauchen, oder eine Droge, die millionenfach immer wieder inhaliert und in kleinen Schüben dem Gehirn zugeführt wird? Schon alleine die völlig falsche Sichtweise gegenüber dem Rauchen und der damit verbundenen Tatsache, dass die Gesellschaft die Rauchsucht nicht als Krankheit ansieht, beinhaltet eine enorme psychische Abhängigkeit, denn die Raucher sind sich Ihrer Abhängigkeit oft nicht einmal bewusst, oder noch schlimmer, akzeptieren mehr oder weniger Ihre Sucht, weil ja Millionen anderer auch rauchen.

Sie werden jetzt vielleicht denken, wie es möglich ist vom Rauchen je loszukommen, wenn Sie derart psychisch abhängig sind. Welches Wunder muss geschehen und welche Willenskraft und Stärke werden Sie brauchen? Bevor ich Ihnen diese Fragen beantworte, will ich Ihnen vorher den Mechanismus der Rauchsucht zeigen, nämlich die Kombination der Droge Nikotin mit dem psychischen Rauchprogramm.

32 Der Mechanismus der Rauchsucht

Die Gefährlichkeit der Rauchsucht besteht in der einzigartigen Kombination des Nikotins und der daraus folgenden psychischen Abhängigkeit, d.h. der festen Verankerung des Rauchprogramms im Gehirn des Rauchers. Diese Kombination einer bestimmten chemischen Substanz, einer Sache oder eines anderen, beliebigen Sachverhaltes mit dem Suchtprogramm im Gehirn des

Süchtigen macht jede Sucht so gefährlich, nicht nur die Rauchsucht. Die süchtig machende Droge, in unserem Fall das Nikotin, füttert „nur" Ihr Programm und erzeugt dadurch die psychische Abhängigkeit. Das Nikotin führt dazu, dass Sie rauchen und nicht nur an die Zigarette glauben, sondern zudem als Raucher allen genannten Einflüssen und der falschen Sichtweise der Gesellschaft ausgeliefert sind. Egal um welche Sucht es sich handelt, es ist immer und ohne Ausnahme hauptsächlich ein Problem der psychischen Abhängigkeit, die ihren Niederschlag in dem jeweiligen Suchtprogramm findet, welches sich im Gehirn des Süchtigen gebildet hat.

Selbstverständlich kann die körperliche Abhängigkeit von der Droge, je nachdem um welche Sucht es sich handelt, variieren. Ich weiß aus eigener Erfahrung, dass Nikotin für sich genommen fast keine körperliche Abhängigkeit hervorruft. Auch beim Alkohol bin ich inzwischen überzeugt, dass die körperliche Abhängigkeit das kleinste Übel ist. Die Fresssucht, die Spielsucht, die Handysucht und neuerdings beispielsweise auch die Internetsucht sind ausschließlich ein Problem des abgespeicherten Suchtprogramms, was bedeutet, dass diese Süchtigen ausschließlich psychisch abhängig sind. Damit ist aber im Falle des Aufhörens, aufgrund der Wechselwirkungen von psychischen und körperlichen Entzugserscheinungen, nicht gesagt, dass letztere nicht auftreten können. Wie gesagt, es kommt auf die richtige Sicht- und Vorgehensweise an.

Ich habe Ihnen vorher erläutert, dass nach jeder Zigarette eine Phase des Entzugs auftritt. Wie funktioniert der Mechanismus beim Rauchen? Sie nehmen mit einer Zigarette ungefähr zehn bis zwölf Dosen an kleinen Nikotinschüben auf. Diese Schübe verstärken die körperliche Gewöhnung, vor allem aber füttert es aber Ihr spezifisches Rauchprogramm. Nach einer halben Stunde sinkt in Ihrem Körper der Nikotinspiegel unter die kritische Grenze und Ihr Rauchprogramm meldet Alarm. Der Entzug steigert sich, je länger die Nikotinschübe auf sich warten lassen. Das Rauchprogramm meldet jetzt nicht mehr Alarmstufe drei, sondern zwei. In vielleicht zwei Stunden ist Alarmstufe eins (=Panik) angesagt, Sie denken an nichts anderes mehr, bis Sie die erlösende Zigarette inhalieren können. Dieser Mechanismus stürzt Sie in eine scheinbar nicht mehr zu lösende Abhängigkeit.

Fast jeder Raucher, der das Rauchen aufhören will, macht einen großen Denkfehler. Er geht davon aus, dass es ungeheuerlich schwierig ist, ein Leben lang nicht mehr zu rauchen, da er weiß, wie sehr ihm die Zigarette bereits nach fünf Stunden fehlt. Das ist ein Irrtum. Natürlich schlägt Ihr Programm nach fünf Stunden großen Alarm, wenn die Fütterung immer noch ausbleibt, aber nach wenigen Tagen ist der körperliche Alarm weitestgehend vorbei. Der Grund ist, dass das Nikotin bereits zum Großteil im Blut (Körper) abgebaut wurde und nur noch einen kleinen körperlichen Alarm auslöst, da ihr Suchtprogramm bereits die fehlende Substanz als solche kaum mehr registriert.

Nach ca. einer Woche sind die *körperlichen Begleiterscheinungen* (im Volksmund = Entzugserscheinungen) wesentlich geringer als eine Stunde, nachdem Sie die letzte Zigarette geraucht haben. Es ist tatsächlich ohne Ausnahme so, dass Sie ihr Leben lang an größeren körperlichen Entzugserscheinungen leiden würden, wenn Sie weiterrauchten, da eine Stunde nach der letzten Zigarette ihr Nikotinspiegel deutlich größer ist als eine Woche danach. Vielleicht werden Sie jetzt argumentieren, dass doch aber alle Experten eine nicht geringe körperliche Abhängigkeit vom Nikotin verkünden. Und was ist mit der großen psychischen Abhängigkeit?

Die Frage ist, woher die Experten ihr Wissen nehmen? Haben sie selbst die Erfahrung gemacht? Oder ist es wissenschaftlich bewiesen? Tatsache jedenfalls ist, dass sich fast die gesamte Gesellschaft, insbesondere der aufhörwillige Raucher, täuscht. Der Grund ist, dass sie körperlicher mit psychischer Abhängigkeit, also körperliche mit psychischen Entzugserscheinungen verwechseln. Ganz abgesehen davon, dass es beide Sorten von Entzug nicht gibt, ist dem (Ex)-Raucher zudem der Unterschied von körperlichen und psychischen Entzugserscheinungen und körperlichen Begleiterscheinungen und gedanklichen Assoziationen nicht klar.

Dem Raucher würde es zunächst sogar reichen, wenn er nicht auf den körperlichen Entzug warten würde bzw. darauf, bis er vorbei ist. Selbst wenn es ihn geben würde, wäre das alles kein Problem für den Ex-Raucher. Nach drei bis vier Wochen wäre alles „überstanden" und er glücklich und zufrieden. Jetzt aber passiert das Fatale. Der Ex-Raucher leidet weiter, und zwar nicht weniger, sondern immer mehr, obwohl er von Nikotin komplett befreit ist. Der Fehler ist, dass sein Rauchprogramm nach wie vor durch ihn selbst ganz gehörig gespeist wird, indem er weiter an die Zigarette glaubt und den vorhin beschriebenen Einflüssen der Gesellschaft ausgeliefert ist

Das Rauchen, d.h. die Zuführung von Nikotin, spielt für die Aufrechterhaltung der psychischen Abhängigkeit eine wichtige Rolle, aber entscheidend ist, ob Sie nach Ihrer letzten Zigarette Verlustgefühle haben und für die herrschende Meinung der Gesellschaft weiter anfällig sind, oder anders ausgedrückt, ob Sie sich aller Illusionen des Rauchens entledigen konnten. Wenn das nicht der Fall ist, glauben Sie weiter an die Zigarette und sind von ihr sogar psychisch abhängiger als vorher, da sie Ihnen mehr denn je fehlt. Sie nehmen alle Informationen der Gesellschaft noch stärker als zuvor auf. Man könnte sagen, dass an Stelle des Nikotins etwas viel Schlimmeres passiert ist – das *fehlende Nikotin*, das nun Ihr Programm speist!

Wenn das Rauchen tatsächlich „nur" eine Nikotinsucht wäre, müsste jeder Raucher wirklich „nur" den körperlichen Entzug abwarten und wäre dann befreit. Das wäre einfach. Leider ist es eine Rauchsucht mit einer psychischen Abhängigkeit, wie es bei keiner anderen Sucht der Fall ist.

33   Abhängigkeiten

Sie haben oft das Wort „Abhängigkeit" gehört. Was ist hinter diesem unschönen Wort eigentlich zu verstehen? Wir sind von vielen Dingen abhängig. In finanzieller Hinsicht von unserem Arbeitgeber, auf der Gefühlsebene von unserem Partner oder unseren Kindern, oder eben von Drogen. Wir sind dann von etwas abhängig, wenn wir der Meinung sind, ohne diesen Menschen oder ohne diese bestimmte Sache nicht existieren zu können. Wir sind z.B. der Meinung, dass wir von unserem Arbeitgeber abhängig sind, wenn wir 50 Jahre alt sind und auf dem Arbeitsmarkt keine anderweitige Chance mehr hätten. Genauso sind wir in gewisser Weise emotional abhängig, wenn wir einen anderen Menschen lieben. Wir sind in dieser Zeit der Meinung, ohne diese Person nicht, oder nur sehr schlecht, leben zu können. Genauso sind wir der festen Überzeugung von einer Zigarette abhängig zu sein, weil wir merken, dass wir ständig rauchen müssen und das Rauchen nicht, oder fast nicht, beeinflussen können, also süchtig sind.

Wenn zwei Menschen oder Parteien gegenseitig in gleicher Weise abhängig voneinander sind, ist ein optimales Gleichgewicht erreicht. Beide „brauchen" sich in gleichem Ausmaß. Dieser Zustand ist aber meistens nicht zu gewährleisten. Der fünfzigjährige Mitarbeiter ist auf den Job, den er hat, zumal bei einem befristeten Vertrag, angewiesen. Wird der bestehende Vertrag nicht verlängert oder ein unbefristeter Vertrag geschlossen, hat der Arbeitnehmer kaum mehr eine Chance auf dem Arbeitsmarkt. Der Arbeitnehmer ist von seinem Arbeitgeber abhängig, wenn er nicht arbeitslos werden will. Genauso kann aber auch der umgekehrte Fall eintreten, wenn der Arbeitnehmer Computerfachmann und 38 Jahre alt und hochqualifiziert ist und hervorragend ins Team passt. Der Arbeitnehmer weiß um seine guten Chancen auf dem Arbeitsmarkt, so dass in diesem Fall der Arbeitgeber abhängig ist, vor allem aufgrund des Mangels an derartigen Fachleiten

Man kann den Zustand einer Abhängigkeit auch anders ausdrücken, je nach der gewählten Perspektive. Der Arbeitnehmer im gerade geschilderten Fall ist nicht abhängig, also *frei! Das Gegenteil von Abhängigkeit ist die Freiheit.* Wenn Sie daher von einer Droge abhängig sind, sind Sie nicht frei, daher ist dies auch einer der unschätzbaren Vorteile, wenn Sie Nichtraucher werden.

Das Wort „Abhängigkeit" suggeriert Ihnen, dass Sie nie davon loskommen. Das ist grundlegend falsch, denn diese Meinung vertreten Sie nur während der Zeit, in der Sie süchtig sind und daran glauben.

In Wirklichkeit erlöscht jede Abhängigkeit vollständig,
wenn Sie nicht mehr daran glauben!

Die Abhängigkeit existiert in Wirklichkeit nur in Ihrem Kopf und ist pure Illusion. In dem Moment, in dem Sie feststellen und sicher sind, dass Sie nicht mehr abhängig sind, haben Sie Ihre Freiheit erlangt. Meine Aufgabe ist es, Ihnen den Glauben an Ihre Abhängigkeit zu nehmen. Die Vorbereitungen hierzu sind bereits abgeschlossen, denn Sie wissen, warum Sie abhängig sind. Es sind im Wesentlichen nur Einflüsse unserer Gesellschaft, die Ihnen ständig einprogrammiert wurden. Warum war der Indianer früher nicht rauchsüchtig? Er hat die Friedenspfeife nur als Ritual geraucht, um Frieden zu schließen. Nur zu diesem Zweck wurde geraucht, er kam überhaupt nicht auf die Idee, ständig Zigaretten zu rauchen und das Gift in die Lungen zu inhalieren. Seine Umgebung, d.h. seine Gesellschaft, handelte nämlich in gleicher Weise. Daher sind auch Gorillas nicht süchtig.

Welche äußeren Einflüsse lassen Sie rauchen? Es sind die Experten, die Rauchentwöhnungsmethoden, die öffentliche Meinung, Ihre Vorbilder, die Werbung, Ihr privates Umfeld und das verwendete Vokabular der Menschen. Daraus entstehen Ihre furchtbaren Ängste Nichtraucher zu werden, so dass Sie lieber Raucher bleiben. Was würde passieren, wenn Sie die Meinung der Gesellschaft nicht mehr annehmen würden? Sie haben allen Grund dazu, denn erstens wollen Sie Nichtraucher werden und zweitens spricht alles dafür, dass diese herrschende Meinung in der gesamten Gesellschaft gewollt ist.

Wenn Sie nur eine Stunde absolut immun gegen alle äußeren Einflüsse wären, hätten Sie keine Angst mehr Nichtraucher zu werden – und zu bleiben. Nur weil Sie sich im Moment nicht vorstellen können, dass fast die gesamte Gesellschaft auf dem Holzweg ist, glauben Sie weiter an Ihre psychische Abhängigkeit von der Zigarette. Sie machen den Fehler, den Menschen zu unterstellen, dass jeder Einzelne ganz bewusst seine Meinung über das Rauchen vertritt und sich ganz bewusst für das Rauchen entschieden hat. *Diese Annahme ist falsch!* Jeder Raucher hat sich entweder bisher keine Gedanken über seine Sucht gemacht oder die vorherrschende Meinung der Gesellschaft genauso übernommen wie Sie. Es ist nichts anderes als eine fortschreitende Kettenreaktion, die Meinungen werden von einem zum anderen übertragen und stabilisieren sich so. Durch die Tatsache, dass es sich um eine weitverbreitete Drogensucht handelt, kann sich die Meinung so fest etablieren. Ziehen Sie doch andere Beispiele heran. Wie ist es bei den Handys oder beim Aktienfieber? Viele Menschen hatten vor drei Jahren weder ein Handy noch Aktien.

Es gibt jetzt zwei Möglichkeiten:

1. Sie gehen davon aus, dass meine Theorie zwar schön und gut ist, aber trotzdem nicht annähernd die gesamte Gesellschaft irren kann und es doch triftige Gründe geben muss, warum sich bestimmte Meinungen in der Gesellschaft etablieren. Schließlich gehen Sie davon aus, dass man die Mehrheit der Menschen nicht für dumm verkaufen kann.
2. Die andere Möglichkeit wäre, in Erwägung zu ziehen, dass es immerhin nicht das erste Mal wäre, dass Millionen von Menschen hinter einer tödlichen Illusion herrennen und mit dem Leben bezahlen müssen.

Die Frage, für welche Variante Sie sich entscheiden, ist die Überlegung, was Sie zu verlieren haben und wie hoch die Wahrscheinlichkeit ist, dass ich recht habe. In diesem Fall gibt es nur die Wahl der Alternative 2. Überlegen Sie nochmals: Sie können nur gewinnen, wenn Sie Nichtraucher werden. Das Rauchen hat für Sie nur Nachteile, nicht den geringsten Vorteil. Außerdem stecken hinter dem Rauchen gigantische finanzielle Interessen, fast die gesamte Gesellschaft will nicht rauchen, eine Milliarde weltweit tut es dennoch, da sie süchtig ist. Das Ganze muss gewollt sein. Hinzu kommt, dass das Nikotin nicht das eigentliche Problem ist. Es bleibt letztlich nur die Ihnen eingetrichterte psychische Abhängigkeit – solange Sie daran glauben!

Sie müssen sich lediglich frei machen von der herkömmlichen Meinung der Gesellschaft, und immerhin lohnt sich das in diesem Fall. Wenn Sie mir vertrauen und tatsächlich glauben, dass ich recht habe, sind Sie jetzt bereits nicht mehr süchtig. Wenn nicht, sagen Sie mir nur einen Grund, warum ich Sie anlügen sollte? Ich habe über zwanzig Jahre geraucht und wurde Nichtraucher ohne Entzugserscheinungen und Gewichtszunahme, d.h. ich *weiß*, dass ich recht habe. Welchen Sinn würde es auch machen, wenn ich Sie anlügen sollte? Denken Sie auch daran, wie schnell sich die herrschende Meinung in der Gesellschaft ändern kann. Nach dem Irrtum des zweiten Weltkriegs hat sich die Meinung der Gesellschaft innerhalb von Tagen grundlegend verändert.

Was würde dagegensprechen, wenn alle Raucher meine Sichtweise des Rauchens übernehmen würden? Es würde genauso eine Kettenreaktion eintreten und die herrschende Meinung umkehren. Plötzlich stünden *Sie* in wenigen Monaten mit der herkömmlichen Meinung alleine da.

34   Der hoffnungslose Raucher

Sicherlich haben Sie sich schon gewundert, wann ich Ihnen endlich mein „Geheimrezept" zeige, quasi die „Wunderpille", mit der Sie leicht und sicher aufhören können. Nun, wir sind mittendrin. Sie wissen, dass Sie gewaltige Vorteile haben, wenn Sie nicht mehr rauchen. Nachteile gibt es für Sie nicht mehr. Sie kennen auch den Mechanismus der Sucht und wissen, warum es möglich war, bei Ihnen eine derartige Abhängigkeit zu erzeugen. Sie war nur deshalb möglich, weil Sie daran geglaubt haben.

Daher steht fest, dass es den hoffnungslosen Raucher, der nie von seiner Sucht wegkommt, ebenfalls nicht gibt. Der hoffnungslose Raucher existiert nur in seinem eigenen Kopf, nur er selbst macht sich zum hoffnungslosen Raucher. Für mich hat es der Kettenraucher sogar einfacher, mit dem Rauchen Schluss zu machen, als der Gelegenheitsraucher. Der Kettenraucher hasst das Rauchen und er will unbedingt aufhören, für den Gelegenheitsraucher ist die Zigarette kostbar, so dass er sich seiner Sucht nicht bewusst ist und keinen Wunsch verspürt aufzuhören. Daher ist es auch ein großer

Irrtum, wenn behauptet wird, dass, je früher man mit dem Rauchen angefangen hat und je mehr man geraucht hat, es umso schwieriger sei, damit aufzuhören. Das ist Unsinn! Es stimmt einfach nicht, denn ansonsten hätte es auch mir und vielen anderen Rauchern schwer fallen müssen aufzuhören. Ich kenne aber einige Raucher, die wesentlich weniger rauchen, als ich zu meiner aktiven Zeit je geraucht habe, aber schon bei dem Gedanken ans Nichtrauchen Panik bekommen.

Beim Rauchen handelt sich um das gleiche Prinzip wie bei einer Sekte. Daher bin ich auf Sekten jeglicher Art äußerst allergisch. Eine Sekte führt den Menschen in eine psychische Abhängigkeit, so dass das Sektenmitglied der festen Überzeugung ist, ohne seine Sekte nicht existieren zu können. In Wirklichkeit würde er wesentlich freier und besser ohne sie leben, denn die Probleme, die er mit seiner Sekte löst, werden alleine durch die Sekte selbst erst geschaffen. Das Sektenmitglied merkt nicht, dass es sich ständig auf einem geringeren Niveau befindet, denn die anstehenden Probleme werden ja bewältigt. Das geht sogar soweit, dass sich ganze Sekten in den gemeinsamen Selbstmord begeben. Beim Rauchen ist es ähnlich. Die Zigarette löst die Probleme, d.h. Entzugserscheinungen, der vorhergehenden Zigarette.

Früher, als ich selbst noch starker Raucher war, habe ich oft überlegt, wie es sein kann, vom Alkohol abhängig zu werden, da Alkohol in großen Mengen ja zu Übelkeit und Erbrechen führt. Wie kann es dann möglich sein, dass der Alkoholiker immer wieder große Mengen in sich hineinschütten kann – und sogar *muss*! Ich machte immer den Fehler, dass ich meinte, Alkoholiker könne man nur werden, wenn man regelmäßig von vornherein bis zum Erbrechen trinkt. Dies ist ein großer Irrtum!!! Ganz im Gegenteil, die Menge spielt zunächst weder beim Nikotin, noch beim Alkohol, noch bei anderen Süchten die entscheidende Rolle. Gerade das ist ja die gefährliche Falle, derer sich fast niemand bewusst ist und was zu dem falschen Denken „das kann mir nicht passieren" führt.

Ich bin davon ausgegangen, dass ein Alkoholiker gerne Alkohol trinkt und seinen Konsum immer mehr steigert, bis zu dem Zeitpunkt, wenn er die Kontrolle darüber verliert. Das ist völlig falsch, denn auch ich begann nicht sofort hemmungslos dreißig Zigaretten täglich zu rauchen und geschmeckt hat es zu Beginn erst recht nicht. Genau das ist aber der Trugschluss, nämlich die Meinung, man würde von etwas süchtig, weil es einem schmeckt und man in großen Mengen gerne, eben zu gerne, konsumiere. Würde diese Theorie stimmen, wäre jeder Mensch sofort beim ersten Schluck Bier und nach der ersten Zigarette süchtig. Dem ist aber nicht so und der Hauptgrund im Falle von Drogen wie Nikotin und Alkohol ist, dass der natürliche Instinkt oft größer ist als der Nachahmungstrieb und die meisten Menschen vor dem Gift warnt.

Die weitverbreitete Meinung jedenfalls, dass ein Mensch bereits süchtig geboren würde, oder zumindest die Anlagen hierzu hat, ist kompletter Unsinn. Warum sollte ein Mensch drogensüchtig auf die Welt kommen? Und warum gerade süchtig nach Zigaretten? Kein Lebewesen wird süchtig geboren, das wäre gegen die Natur, sondern der Mensch wird süchtig gemacht! Damit will ich aber nicht behaupten, dass der ganze Mensch zu dem gemacht wird, was er ist. Selbstverständlich hat jedes Lebewesen einen individuellen Grundzug, bestimmte angeborene Eigenschaften. Niemals aber wird ein Lebewesen mit der spezifischen Eigenschaft geboren, später drogensüchtig zu werden.

Die Messung, wie süchtig eine Person ist, kann nicht erfolgen, denn dies ist völlig subjektiv. Ich sehe einen Gelegenheitsraucher süchtiger an, als einen Kettenraucher, da der Gelegenheitsraucher in der Regel nicht einmal weiß, dass er süchtig ist, der Kettenraucher schon und an die große Freiheit der Zigarette nicht mehr glaubt. Außerdem braucht der Gelegenheitsraucher zu bestimmten Anlässen genauso dringend eine Zigarette, wie ein Kettenraucher, vielleicht sogar noch dringender.

Ich bin daher zu dem Ergebnis gekommen, dass ich mich von dem Vorurteil verabschiede, dass es den typischen Raucher und / oder Alkoholiker gibt. Sicherlich gibt es in bestimmten Gruppen vergleichsweise mehr Raucher, wobei die Gründe unterschiedlich sind. Hierzu gehören z.B. auch die Ärzte, genauso wie Fußball-Fans, wobei in der zuletzt genannten Gruppe die Kombination von Nikotin und Alkohol besonders vermehrt auftritt. Aber ich kann nicht sagen, dass ein bestimmter Raucher süchtiger ist als ein anderer, denn das wäre gleichbedeutend mit der Folgerung, dass der süchtigere, also z.B. der Kettenraucher, weniger Chancen hätte, vom Rauchen wegzukommen, als der Gelegenheitsraucher. Das Gegenteil ist der Fall. Aus diesem Grund gibt es auch keinen hoffnungslosen Raucher, denn ansonsten müssten Sie mich auch dazuzählen, und ich bin Nichtraucher. Ich gehe davon aus, dass es jeder Raucher mit Sicherheit schaffen wird, der die Sucht versteht.

35   Der stolze Genussraucher

Diese Sorte von Rauchern sind kaum zum Aufhören zu bewegen und ein Problem für sich. Strenggenommen besteht der stolze Genussraucher aus zwei Rauchertypen. Zum einen der stolze Raucher, zum anderen der Genussraucher. Beide Rauchertypen für sich sind alleine schon schwierig vom Nichtrauchen zu überzeugen, aber bei einem stolzen Genussraucher wird es wirklich schwer. Es sind Raucher, welche die Tatsache, dass sie süchtig sind, ablehnen. Sie sind der festen Überzeugung, nur zu rauchen, wenn sie es wollen und es Ihnen schmeckt. Außerdem können sie jederzeit aufhören, wenn sie wollen. Leider wollen sie nie. Sie schauen oft auf andere Raucher herab, sei es auf den Kettenraucher, erst recht auf den Alkoholiker.

Erinnern Sie sich noch an meine Krankenhausgeschichte, als ich erbärmlich vor dem Krankenhaus stand? Stolzen Gelegenheitsrauchern kann so etwas nicht passieren. Sie geben vor, nicht zu rauchen, wenn keine Zigaretten im Haus sind und sie würden auch keine Passanten zum Geldwechseln auffordern, wenn sie nicht selbst genug Kleingeld dabeihätten. Es sind die Raucher, denen die Zigaretten einfach nur schmecken und sie als Konsumgut betrachten.

Ich frage mich aber ständig, warum diese Genussraucher so stolz darauf sind, nur wenige Zigaretten zu rauchen, wenn es doch so gut schmeckt? Diese Raucher berichten ständig stolz über ihren geringen Zigarettenverbrauch. Warum sind sie stolz? Weil auch sie letztlich registrieren, wie schwer es bei einer Droge ist, sich einzuschränken und täglich Entzug erleiden müssen. Natürlich werden sie das nie zugeben und lieber weiterhin argumentieren, dass sie nur aufgrund des Genusses rauchen und zuviel Zigaretten ohnehin schlecht für ihre Gesundheit wären. Wie kann aber ein „Konsumgut" Genuss bereiten, das auf Dauer die Gesundheit ruiniert bzw. schwere Erkrankungen auslösen kann?

Ich spiele gerne Tennis, aber ich brauche mich nicht zu rechtfertigen, wenn ich weniger spiele. Ich bin darauf auch nicht stolz, sondern eher verärgert, wenn ich meinem Hobby so wenig nachgehen kann. Angenommen jeder Tennisspieler wüsste genau, dass er bei jedem Schlag damit rechnen müsste, Krebs auszulösen, was würde er wohl tun? Sicherlich würde er sich nicht wie ein Genussraucher verhalten, der anderen stolz erklärt, dass er aufgrund der bekannten Gesundheitsgefahren zwar weniger Tennis spielt, dafür aber jeden, eventuell krebsauslösenden Schlag, umso mehr genießt.

Jeder würde vermutlich bei dieser Aussage an seinem Verstand zweifeln, aber genauso argumentiert ein Genussraucher. Man würde sich außerdem fragen, warum er nicht, der normalen Tendenz folgend, öfters Tennis spielt, bis er keine Lust mehr hat und dann automatisch eine Pause einlegt. Sicherlich ist es bei jedem Hobby bzw. bei allen Dingen, die Sie gerne tun, möglich, dass Sie sich schaden könnten und dies trotzdem bewusst in Kauf nehmen. Ich fahre z.B. liebend gerne Motorrad, eine gefährliche Sache, aber ich habe, trotz aller Gefahren, die *bewusste Entscheidung* getroffen zu fahren. Ein Unterschied zwischen Motorradfahrer und Genussraucher besteht in der Tatsache, dass Genussraucher entweder die Gefahren völlig leugnen oder sie so darstellen, dass Sie gerade *aufgrund* der Gefahren die ganze Sache noch mehr genießen, da sie ja deshalb die Menge reduziert haben. Es gibt aber keinen Motorradfahrer, der die Gefahren komplett leugnet oder aufgrund seiner Angst vor den möglichen Gesundheitsgefahren weniger Ausfahrten unternimmt, diese dann aber umso mehr genießt. Entweder er fährt *trotz* der Gefahren Motorrad oder er verzichtet aus Angst vor den Risiken komplett auf das Fahren.

Der Genussraucher sitzt gewaltiger zwischen den Stühlen als alle anderen Raucher, da er, meist aus Angst vor den Gesundheitsgefahren, weniger raucht, aber doch nicht ganz aufhören kann. Machen Sie sich klar, dass jede Einschränkung der Zigarettenmenge mit dem Argument Genuss im krassen Widerspruch steht. Entweder Sie würden tatsächlich Zigaretten genießen und viel rauchen oder Sie würden gar nicht rauchen.

Der wirkliche Unterschied zwischen den „Konsumgütern"[7] Zigarette, Tennis und Motorrad besteht darin, dass Sie, wenn Sie ganz genau wüssten, dass jede Ausfahrt mit dem Motorrad und jeder Schlag beim Tennis Krebs auslösen könnte und auf längere Sicht ohnehin Ihrer Gesundheit schadet, mit Sicherheit nie mehr diese Hobbys ausüben würden. Beide Industrien würden morgen mit Sicherheit nicht mehr existieren, ganz im Gegensatz zur Tabakindustrie.

Die stolzen Genussraucher sind im Übrigen oft keine Gelegenheitsraucher. Meistens lügen sie sich bei der Zigarettenmenge auch noch in die eigene Tasche. Nicht sie müssen mehr rauchen, nein, die Gelegenheiten sind es, die zunehmen. Gleichzeitig überzeugen sie alle Nichtraucher, dass sie rauchen wollen, sei es im gemeinsamen Büro oder in der gemeinsamen Woh-

---

[7] In diesem Fall der vergleichenden Aufzählung spreche ich bewusst von Konsumgut, obwohl es die Zigarette nicht ist

nung oder an einem anderen beliebigen Ort. Wohlgemerkt, sie müssen nicht, sie wollen es, daher bemerken sie auch gar nicht, wie sehr sie in der Achtung eines neutralen Beobachters fallen. Würden sie es bemerken, hätten sie ihre Selbstachtung verloren, denn kein anderer Rauchertyp macht sich mehr vor als der stolze Genussraucher. Die stolzen Genussraucher haben eines noch nicht begriffen: Die Selbstachtung beginnt bereits mit dem Anzünden nur einer einzigen Zigarette und dem Inhalieren der giftigen Stoffe und hört im Hof vor dem Krankenhaus auf.

Die absolute Mehrzahl der Raucher würde auch eine Verdoppelung des Verkaufspreises akzeptieren, weil sie ja rauchen *müssen*! Fragen Sie aber nie einen Raucher, ob er diese Verdoppelung des Preises tatsächlich auch akzeptieren würde, schon gar nicht den stolzen Genussraucher. Natürlich würde fast jeder Raucher eine Verdoppelung auf längere Sicht akzeptieren müssen, aber die meisten würden es im Leben nie zugeben. Dazu wären sie zu stolz, es sei denn, sie wären sich ihrer Sucht so bewusst, dass sie inzwischen genau wissen, weiterrauchen zu müssen. Diese vermeintliche Sturheit ist aber wieder nichts anderes als das Ergebnis der übermächtigen Angst, die sich bei dem Gedanken an die letzte Zigarette ausbreitet. Diese Angst führt zur Unehrlichkeit, d.h. Vogel-Strauss-Taktik, mit dem Ergebnis, dass natürlich weitergeraucht wird.

36   Die Zigarette als Selbstläufer

Rauchen ist eine Sucht und die Zigarette daher ein Selbstläufer. Sie „ernährt" sich selbst, indem das Ungleichgewicht, das durch eine Zigarette entstand, durch die nächste Zigarette wieder beseitigt werden soll. Die Zigarette, die Sie rauchen, beseitigt den Entzug, der durch die vorherige Zigarette ausgelöst wurde. Gleichzeitig entsteht jedoch, eben durch diese Zigarette, erneut derselbe Entzug und sorgt dafür, dass es eine nächste Zigarette geben muss, die den erneuten Entzug wieder zugleich beseitigt und erschafft. Es beginnt eine Kettenreaktion. Wie heißt es so schön? Die EDV löst die Probleme, die es ohne EDV gar nicht gäbe.

Vielleicht haben Sie einmal im Fernsehen das Spektakel verfolgt, als eine niederländische Gruppe den Weltrekord im Domino aufgestellt hat. Die Gruppe baute in mehreren Wochen in einer großen Halle ein riesiges Domino-Gebilde mit verschiedenen Stationen auf. Es wurden riesige Bilder in mühsamer Kleinarbeit erstellt, Dominostein an Dominostein wurde gesetzt. Dann kam der große Augenblick – der erste Stein fiel und obwohl die Steine rasend schnell fielen, dauerte es Stunden bis zum letzten Stein. Jeder Stein, der fiel, brachte den nächsten Stein zum Sturz. Genauso funktioniert die Rauchsucht. Nach jeder Zigarette kommt die nächste, wenn Sie die Kette nicht unterbrechen, ein Leben lang.

Ihr Rauchprogramm schlägt zuverlässig Alarm, wenn der kritische Punkt überschritten ist und Sie wieder rauchen müssen. Machen Sie sich bewusst, dass die Zigarette ein Katalysator ist. Wenn Sie Stress haben rauchen Sie mehr, wenn Sie Langeweile haben auch, usw. usw. Es sind aber nicht die Gelegenheiten für eine Zigarette, die zunehmen, sondern es liegt in der Natur jeder Sucht, dass sie immer auf eine Steigerung ausgerichtet ist. Je mehr Sie rauchen, umso mehr Nikotin führen Sie sich zu und umso mehr müssen Sie für Nachschub sorgen. Aus diesem Grund geht die natürliche Tendenz immer in Richtung Starkraucher.

Sie werden immer alles mit einer Zigarette besser tun können als ohne. In Wirklichkeit wäre aber alles ohne Zigarette einfacher und tatsächlich besser. Sie *glauben* nur, dass Sie alles besser mit einer Zigarette könnten, weil es in dem Moment, den Sie erleben, auch wirklich so ist. Sie zünden sich eine Zigarette an und können sich besser konzentrieren als zuvor. Es stimmt, dass Ihnen die Zigarette einen Schub gibt, die Frage ist nur von welchem Niveau aus? Sie sehen nicht mehr, dass Sie die Zigarette brauchen, um sich überhaupt konzentrieren zu können, wobei Sie an Ihr Niveau, das Sie als Nichtraucher hätten, nicht herankommen. Sie befinden sich nach kurzer Zeit wieder im nervenden Entzugsstress und werden unkonzentriert, genauso wie Sie während des Rauchens in bereits beschriebener Art und Weise aus dem Konzept gebracht werden. Dasselbe gilt für alle anderen Situationen, in denen Sie rauchen. Sie haben immer mehr Stress, immer weniger Entspannung, usw. usw., da der „Schub", den Sie tatsächlich haben, Sie nur in die Richtung Ihrer Qualitäten als Nichtraucher führt. Nur in dem kurzen Moment, in dem Sie tatsächlich Ihre Zigarette ausdrücken, d.h. Nichtraucher sind, haben Sie Ihr ursprüngliches Niveau erreicht. In diesem Moment wird aber bereits wieder Nikotin abgebaut und der Entzug eingeläutet.

Die Zigaretten haben Sie von Ihrem ursprünglichen Niveau entfernt, und so sehr Sie sich auch bemühen, sie bringen Sie nie mehr dorthin zurück. Das ist das Wesen jeder Sucht. Je süchtiger Sie sind und je mehr Sie rauchen, trinken oder essen müssen, umso mehr entfernen Sie sich von Ihrem ursprünglichen Niveau.

37   Illusionen

Wir haben festgestellt, dass Nichtrauchen ungeheure Vorteile bietet. Sie erhalten Ihre Freiheit wieder, Gesundheit, Selbstachtung Selbstvertrauen, Geld und Ihre Sinnesfreuden, kurzum, eine hundertprozentige Steigerung Ihrer Lebensqualität. Was Sie am Rauchen gehalten hat, waren alleine Ihre *Ängste, die das Nichtrauchen verhindern.*

Alle diese Ängste sind absolut unbegründet. Rauchen ist in Wirklichkeit eine Illusion und bringt Ihnen keinen einzigen Vorteil, außer dass Sie *glauben*, er brächte Ihnen Vorteile. Manche Illusion im Leben ist nicht schlimm, in einigen Fällen sogar sehr nützlich, wenn die entsprechende Person damit glücklicher lebt. Beim Rauchen ist es anders. Die Illusion führt weder dazu, dass Sie glücklicher leben (sonst würden Sie dieses Buch nicht lesen), noch steigert es Ihre Lebensqualität, im Gegenteil, Sie sind süchtig und die Zigarette bestimmt Ihr Leben, ein Leben, das von Ängsten bestimmt ist.

Ich habe als Raucher oft darüber nachgedacht, ob eine Krankheit wirklich etwas mit der Psyche zu tun hat. Heutzutage ist es ja unbestritten, dass zwischen einer Krebserkrankung und der seelischen bzw. psychischen Verfassung ein Zusammenhang besteht. Statistiken besagen beispielsweise, dass bei Menschen nach einem harten Schicksalsschlag vergleichsweise häufiger Krebs auftritt.

Warum müssen fünf bis sechs Millionen Menschen jährlich sterben? Weil es Raucher waren, die nicht erkannt haben, dass Sie einer Illusion erlegen waren, die sich praktisch ausschließlich in Ihren Köpfen abgespielt hat. Lungenkrebs, Lungenemphyseme und andere schlimme Erkrankungen sind also häufig nur auf Illusionen zurückzuführen? Dieser Auffassung bin ich tatsächlich, denn inzwischen ist es unbestritten, dass beispielsweise 80 Prozent des Lungenkrebses direkt auf eine Illusion zurückzuführen ist. Es ist die Illusion zu glauben, täglich giftige Stoffe inhalieren zu müssen. Würden sich jetzt auf der Stelle alle Menschen ihrer Illusion Rauchen bewusst werden und dauerhaft mit dem Rauchen aufhören, gäbe es bald wesentlich weniger derartige Krankheiten auf dieser Erde und damit viel weniger Leid, insbesondere auch für die Angehörigen der Raucher, die oft den qualvollen Tod mit ansehen müssen.

Ich bin, wie gesagt, inzwischen fest überzeugt, dass ein Lebewesen in der Regel ohne Defekte, d.h. körperlichen oder geistigen Behinderungen geboren werden. Das ist mein *Vertrauen in die Natur*, Ausnahmen bestätigen die Regel. Aussagen wie „ich weiß ohnehin nicht, wie lange ich lebe, morgen kann ich vom Bus überfahren werden" überzeugen mich inzwischen daher genauso wenig wie „das Rauchen ist zwar gesundheitsschädlich, aber die Luft, die ich einatme, ist auch nicht gut oder das Fleisch, das ich esse vielleicht auch nicht". Erstens sind das lauter Rechtfertigungen eines Rauchers, um seine Sucht zu erklären, zweitens glaube ich nicht, dass die Luft derart schädlich ist, wie das direkte Inhalieren der Giftstoffe einer Zigarette - zumindest sind die Lungen der Nichtraucher nicht schwarz – und drittens bin ich mir inzwischen sicher, dass ein Lebewesen nicht nur gesund geboren wird, sondern grundsätzlich vorgesehen ist, dass es gesund lebt und alt wird. Viertens: Wenn Sie denken, dass Fleisch für Sie ungesund ist, warum essen Sie es dann?

Damit will ich nicht sagen, dass jeder Mensch 100 Jahre alt wird. Der grundlegende Unterschied zwischen den Tieren und uns Menschen ist aber, dass die Tiere nach wie vor im Einklang mit der Natur leben, sofern wir sie nicht bereits zerstört haben und damit auch die Tiere. Wir Menschen maßen uns inzwischen an, über der Natur zu leben. Das beginnt mit dem unerschütterlichen Glauben an Pillen und Tabletten, um glücklich und geheilt zu werden und endet mit der Zerstörung unserer Umwelt. Nur langsam wachen wir auf, genauso wie beim Rauchen. Wie lange braucht die Menschheit, um zu erkennen, dass die Natur nicht beherrschbar ist? Die Natur zeigt dem Menschen immer wieder die Grenzen auf, aber der Mensch lernt nicht daraus. Er ist in dieser Hinsicht genauso ignorant wie beim Thema Rauchen. So wie der Raucher seine Sucht mit allen möglichen Erklärungen rechtfertigt, (er)findet der Mensch Erklärungen, warum wieder eine ganze Stadt oder ein ganzes Land überflutet wurde, warum wieder ein Orkan alles zerstört hat, und das alles in zunehmendem Maße. Die Menschen unterliegen auch hier wieder einer Illusion, die sich vermutlich noch bitter rächen wird.

Die Zigarette ist Gift, genauso wie Alkohol. Trotzdem vergiften sich große Teile der Menschheit und wundern sich, dass viele Krankheiten, insbesondere die ganzen Zivilisationskrankheiten immer mehr zunehmen und viele Menschen daran sterben müssen. Warum aber müssen diese Menschen sterben? Zum Großteil, weil sie sich etwas vormachen und an Illusionen glauben. Eine davon ist das Rauchen, andere sind die Ernährung oder der Alkohol und andere Drogen. Der Raucher hat häufig, nicht immer, aus den genannten Gründen einen Herzinfarkt, Lungenkrebs oder eine andere tödliche Krankheit und in den meisten Fällen nicht, weil er krank geboren wurde.

Aus diesem Grund ist klar, dass die meisten Krankheiten tatsächlich psychisch bedingt sind, das heißt, in den Köpfen der Menschen zunächst nur als Illusion leben, später tatsächlich eine real existierende Krankheit daraus wird. Der Raucher der raucht, der Alkoholiker der trinkt, genauso wie der Übergewichtige, der sich falsch ernährt und der Tablettensüchtige, der ständig Pillen nehmen muss, alle leiden an demselben Problem. Es ist der *Glaube*, abhängig zu sein und rauchen, trinken, zu viel essen oder Tabletten schlucken zu müssen.

38   Ehrlichkeit

Wenn es tatsächlich nur eine Illusion ist, warum ist es dann so schwer mit dem Rauchen aufzuhören? Es ist nicht schwer, aber Sie müssen mit der richtigen Vorgehensweise an die Sache herangehen. Ein großes Hindernis, das sich Ihnen in den Weg stellen kann, ist, dass Sie sich weigern einzugestehen, unter Umständen Jahrzehnte einer simplen Illusion erlegen zu sein. Das wäre falscher Stolz. Sie haben sich geirrt, so wie Millionen anderer Raucher vor Ihnen auch. Wenn Sie sich jetzt bewusst eingestehen, dass Sie sich jahrelang an der Nase herumführen ließen, haben Sie den ersten – und damit gleichzeitig den absolut schwierigsten Schritt - bereits hinter sich.

Für mich war diese Erkenntnis das Schwierigste überhaupt und ich weiß inzwischen, dass es anderen Rauchern auch so ergeht. Ich wollte zunächst einfach nicht wahrhaben, dass ich mich so hatte täuschen lassen. Aber lassen Sie sich nicht beirren. Es ist tatsächlich so. Rauchen hat absolut nichts mit viel oder wenig Intelligenz zu tun. Jeder kann süchtig werden und demnach dieser Illusion erliegen.

Wenn Sie sich aber nicht eingestehen wollen, dass Sie sich jahrelang getäuscht haben und weiterrauchen, sind Sie tatsächlich dumm. Stellen Sie sich vor, Sie wären Buchhalter und würden als erster einen Buchungsfehler entdecken, den Sie jedes Jahr auf die gleiche Art und Weise begannen haben.

Keiner Ihrer Kollegen, keiner Ihrer Vorgesetzten und keine Betriebsprüfung hat diesen Fehler bisher bemerkt. Aber es wäre gut möglich, dass im nächsten Jahr der Fehler bemerkt werden würde. Was würden Sie tun? Die Antwort ist klar, sicherlich diesen Fehler nie mehr wiederholen.

In der gleichen Situation befinden Sie sich jetzt. Ihren Irrtum (Fehler), jahrelang geraucht zu haben wurde von Ihnen erkannt, also akzeptieren Sie das und korrigieren Sie ihn.

Der Raucher erkennt täglich, dass er rauchen muss, aber er steckt trotzdem ständig seinen Kopf in den Sand. Wenn es Ihnen also jetzt immer noch nicht gelingt, ehrlich zu sein, dann haben Sie immer noch eine zu große Angst, nicht mehr rauchen zu dürfen. Diese übermächtige Angst ist es, die Raucher zur Unehrlichkeit treibt und, um Ihre Sucht rechtfertigen zu können, sich andauernd selbst belügen und immer neue Rechtfertigungen erfinden müssen.

39   Rechtfertigungen

Sobald Sie einen Raucher auf das Rauchen ansprechen, zuckt er fast schon zusammen und beginnt, ohne dass Sie viel gesagt hätten, sich zu rechtfertigen. Die Tatsache, dass ihm das nicht weiterhilft, wird nur ein ehemaliger Raucher nachvollziehen können. Es liegt im Wesen der Rauchsucht, dass der Raucher seine Abhängigkeit rechtfertigen muss, um nicht ganz dumm dazustehen. Daher wird er alle möglichen und unmöglichen Begründungen für seinen Zigarettenverbrauch anführen. Die Meinung des Rauchers, seine Sucht begründen zu müssen, macht es im Übrigen oft auch so schwer, an einen Raucher überhaupt heranzukommen.

Letztendlich sind wir also wieder beim alten Thema. Nur die übermächtige Angst des Rauchers vor dem Nichtrauchen bzw. die Angst, sich seine Sucht eingestehen zu müssen, verbunden mit dem daraus folgenden Zwang, in diesem Fall Konsequenzen ziehen zu müssen, die er nicht ziehen kann, lässt ihn so völlig irrational handeln. Ohne lange nachzudenken leiert er seine Sprüche herunter, die er bereits auswendig kennt.

„Die Zigaretten schmecken mir", „ich rauche gern", „die Zigaretten machen mir nichts aus", „wenn ich merken sollte, dass ich nicht mehr so fit bin, reduziere ich das Rauchen eben oder höre auf", „es war eben etwas viel

Stress, ich entspanne mich dabei", etc. etc. Dies ist nur eine kleine Kostprobe der häufigsten Rechtfertigungen, die Sie ja alle kennen. Ich vermeide im Übrigen bewusst in diesem Zusammenhang das Wort „Ausreden", denn viele Raucher glauben in dem Moment tatsächlich an den Wahrheitsgehalt ihrer Aussagen.

Warum sage ich Ihnen etwas, was Sie schon lange wissen? Sie wissen, dass Sie immer Rechtfertigungen finden werden, wenn Sie wollen. Das haben Sie schon immer gewusst, genauso wie die Tatsache, die mit dieser Erkenntnis automatisch verknüpft ist. Sie haben in Wirklichkeit schon lange gewusst, dass das Rauchen keinen Sinn macht. Nur deshalb waren Sie gezwungen, sich ständig Argumente einfallen zu lassen.

Vor einigen Jahren, als das Rauchen noch gesellschaftsfähiger war, mussten sich die Raucher nicht in dem Maße rechtfertigen. In der absoluten Boom-Phase, in den sechziger und siebziger Jahren, mussten sich sogar die Nichtraucher rechtfertigen, warum Sie nicht rauchten. Heute ist es unbequemer zu rauchen, was aber an dem Zigarettenverbrauch nicht viel ändert. Es erhöht nur den Leidensdruck des Rauchers, wenn er immer wieder an seine Sucht erinnert wird und er sich damit auseinandersetzen muss. Leider bringt ihm dies oft nicht viel, außer der irrtümlichen Meinung, stark abhängig zu sein.

Es ist ein Balanceakt, den Raucher zum Nichtrauchen zu überzeugen. Allzu schnell findet man sich in der Situation wieder, dass man den Raucher in die Enge treibt und er nur noch einen Ausweg hat: Das Gespräch zu beenden ohne dass es von Erfolg gekrönt ist. Das ist für alle Beteiligten frustrierend. Genauso muss man jedoch aufpassen, dass man den Raucher nicht in Watte packt, denn dann wird er nie aufwachen und seine Sucht begreifen. Diesen schmalen Grad zwischen Verständnis gegenüber dem Rauchen und dem Aufdecken seiner Sucht erfordert viel Erfahrung, Empathie und emotionale Intelligenz.

Wenn Sie Nichtraucher sind, werden Sie vielleicht auch feststellen, wie erfinderisch ein Raucher ist. Es ist fast unglaublich, welche Vielfalt an Erklärungen ein Raucher hervorbringen kann. Manchmal denke ich, Raucher sind die kreativsten Köpfe auf dieser Welt, und dies meine ich wirklich so. Letztendlich zeigt diese Kreativität aber nur, wie süchtig ein Raucher ist.

Wenn Sie die Rauchsucht durchschaut haben und sich über ihr Nichtraucherdasein jeden Tag neu freuen, können Sie es manchmal nicht fassen, welche Rechtfertigungen den Rauchern so einfällt. Dabei merken sie gar nicht, dass es nicht möglich ist, eine Sucht, egal um welche es sich auch immer handeln mag, logisch recht zufertigen. Jeder Sucht, und insbesondere der Rauchsucht, fehlt die Grundlage der Logik, denn es ist doch ganz und gar unlogisch und rational nicht nachzuvollziehen, dass man von einem kleinen weißen Papier, in dem Tabak eingerollt ist, dermaßen süchtig wird und sein Handeln danach ausrichtet.

Selbst als junger Raucher habe ich mir bereits meistens Rechtfertigungen jeglicher Art verkniffen, denn ich erkannte – leider oder Gott sei Dank – sehr frühzeitig, dass ich rauchen *musste*, ob ich wollte oder nicht. Natürlich erlag auch ich der Illusion, das Leben nur mit der Zigarette bewältigen zu können und glaubte, in ganz bestimmten Momenten, die Zigarette wirklich zu genießen. Erst als Nichtraucher erkannte ich, dass mir das alles nur eingeredet wurde, zum Schluss von mir selbst am meisten.

Jede Rechtfertigung eines Rauchers ist im Prinzip leicht zu enttarnen. Allerdings können Sie nichts daran ändern, wenn der Raucher auf seine Aussage besteht. Wenn er sagt, ihm schmecke die Zigarette und er sich jeder Argumentation verweigert, müssen Sie das hinnehmen. Genauso ist es mit dem häufig benutzten Argument, dass jeder Mensch sterben muss und es nicht definitiv beweisbar ist, dass das Leben durch das Rauchen verkürzt wird. Leider kann niemand auf der Welt diese Behauptung für eine bestimmte Person tatsächlich beweisen, denn der Beweis wäre de facto nur dann zu erbringen, wenn man denselben Menschen sein gesamtes Leben parallel als Raucher und als Nichtraucher leben lassen könnte. Der Beweis kann aber insofern erbracht werden, indem Sie wissen, dass Rauchen gesundheitsschädigend ist und es erwiesenermaßen das Leben vieler Menschen verkürzt.

Sicherlich können Sie einen Unfall haben oder eine andere Erkrankung erleiden, die mit dem Rauchen nichts zu tun hat und trotzdem zum Tode führt (der berühmte Bus, der schon so viele Raucher überfahren hat). Aber darum geht es nicht, es geht darum dass Ihnen das Rauchen nicht den geringsten Vorteil bringt und eine schlechtere Lebensqualität zur Folge hat. Häufig argumentiert der Raucher auch, dass seine Gesundheit, wenn überhaupt, erst in vielen Jahren darunter leidet. Bis dahin wird er mit dem Rauchen aufhören. Auch das ist Unsinn. Erstens können Sie nicht wissen, wann das Rauchen auf Sie ernstliche, gesundheitliche Auswirkungen hat und es zu spät wäre, und zweitens würden Sie um nichts auf der Welt täglich immer wieder dasselbe konsumieren, auch wenn es eine köstliche Delikatesse wäre und gut schmecken würde, wenn Sie wüssten, dass Sie dadurch dieselben Gesundheitsrisiken wie beim Rauchen riskieren würden. Diese Argumentation, genauso wie alle anderen, benutzt der Raucher nur, um seine Sucht weiter rechtfertigen zu können und er den Entschluss, aufzuhören wieder einmal verschieben kann.

40   Die wichtige Entdeckung

Die übermächtige Angst für immer auf die geliebte Zigarette verzichten zu müssen verfliegt für alle Raucher geradezu, die begreifen, dass es um ein Vielfaches leichter ist, nie mehr zu rauchen, als sich einzuschränken und weniger zu rauchen. Es ist für mich nach wie vor nur schwer zu verstehen, warum dieser doch so einfache Sachverhalt den meisten Rauchern kaum beizubringen ist.

Dabei ist die Erklärung doch so simpel. Es hängt natürlich mit der Tatsache zusammen, dass Sie sich bei einer Reduzierung Ihrer Zigarettenmenge selbst auf Entzug setzen und die Zigarette deutlich kostbarer wird. Aber es ist eben nur der geringere Teil meiner Erklärung. Plötzlich wusste ich den entscheidenden Punkt, nach Monaten des Grübelns, warum es für mich nicht nur so einfach ist, nie mehr zu rauchen, sondern zugleich eine todsichere Sache ist.

Ich saß gerade im Wartezimmer eines Arztes und wartete. Vor mir waren nur ungefähr fünf andere Patienten an der Reihe. Da ich erst zum zweiten Mal bei diesem Arzt war, wusste ich nicht genau, wie lange die Behandlung eines Patienten im Durchschnitt dauerte. Also ging ich von einem Durchschnittswert von ca. zehn Minuten pro Patient aus und machte mich auf eine ca. fünfundvierzigminütige Warterei gefasst. Dem war nicht so. Wie auch ich später die Erfahrung machte, war dieser Arzt einer von der gründlicheren Sorte und ich musste sage und schreibe zwei Stunden warten (ausgehend von meiner Behandlungszeit wäre es nur die Hälfte gewesen und Sie fragen sich einmal mehr, warum Sie immer vergleichsweise so kurze Behandlungszeiten haben). Natürlich wurde ich nach 45 Minuten unruhig und äußerst ungeduldig, als immer noch drei Patienten vor mir an der Reihe waren und ich ursprünglich davon ausging, jetzt an der Reihe zu sein.

Der Sachverhalt, um den es geht, hängt zunächst überhaupt nicht mit dem Rauchen zusammen, sondern ist quasi ein Naturgesetz. Ich überlegte und stellte fest, dass sich das menschliche Gehirn auf Situationen zeitlich einstellt. Hätten in dem Zimmer nur zwei Patienten vor mir gewartet oder ich von meinem Arzt eine höchstens zwanzigminütige Wartezeit gewohnt, würde ich nach dieser Zeit ungeduldig werden. Den gleichen Effekt haben Sie sicher schon im Kino oder bei einem Vortrag bemerkt. Sie wissen beispielsweise, dass der Film zwei Stunden andauert, ohne Pause wohlgemerkt, aber seltsamerweise werden Sie erst nach eineinhalb Stunden nervös und bemerken Ihre Entzugserscheinungen. Es liegt nicht an den zwei Stunden, die Ihrer Meinung zwangsläufig bei starken Rauchern zum Entzug führen müssen, sondern an der simplen Tatsache, dass Ihr Gehirn das bevorstehende Filmende registriert hat und damit eine Zigarette in Verbindung bringt. Selbstverständlich denken Sie auch während des Films ab und zu an eine Zigarette (aufgrund der Zigarettenwerbung vor dem Film am meisten), aber nicht so intensiv wie die letzten Minuten, wenn der Film hoffentlich bald zu Ende sein müsste. Dieser Sachverhalt dokumentiert die psychischen Entzugserscheinungen, das berühmte „Klick" gegen Filmende oder nach dem Essen, wenn man „unbedingt" eine rauchen „muss".

Es liegt nicht an der Zeitdauer, sondern an dem bevorstehenden Ende des Entzuges und der Vorfreude auf die ersehnte Zigarette. Wenn ich früher, als ich noch zwei Schachteln pro Tag geraucht habe, mit meiner Frau (damals noch ohne Kinder) in Urlaub flog, buchten wir immer Nichtraucherplätze. Das war schon immer so. Die Flugzeit nach Gran Canaria beträgt von Stuttgart aus fast fünf Stunden. Selbst nach vier Stunden hatte ich kaum Entzugserscheinungen, erst als die letzten zwanzig Minuten anbrachen und das Flugzeug zur Landung ansetzte registrierte ich das freudige Ereignis – bald durfte ich wieder rauchen. Was denken Sie, wenn das Flugzeug zur Landung ansetzt?

Was, so werden Sie vielleicht jetzt fragen, war für mich so fundamental wichtig an dieser Beobachtung? Ich werde es ihnen sagen - es ist die Tatsache, dass es für mich nun klar war, warum die meisten Ex-Raucher so schwere psychische Entzugserscheinungen haben. Fast alle warten darauf, wieder rauchen zu dürfen, da sie meistens nicht die definitive Entscheidung treffen konnten, nie wieder zu rauchen. Es ist die simple Tatsache, dass sie ihrem Gehirn Hoffnung machen, wenn Sie sich sagen, dass Sie versuchen aufzuhören, oder - bei den meisten Rauchern ist dies leider so - auch noch nach drei Jahren hoffen, es durchzustehen. Das war also der wirkliche Grund. Ich gehörte anscheinend zu den wenigen Rauchern, die definitiv mit dem Rauchen abschließen konnten. Ich konnte mir nicht nur vorstellen, nie mehr zu rauchen, ich wusste es und wartete auf nichts mehr!

Sie werden jetzt vielleicht sagen, dass es aber viel schwerer ist, eine definitive Entscheidung für das ganze Leben zu treffen, als sich die Alternative offen zu lassen, vielleicht doch einmal wieder rauchen zu dürfen, so nach dem Motto: Ich habe die Wahl, ich könnte ja rauchen, treffe aber momentan die Entscheidung, nicht zu rauchen. Dadurch setzen Sie sich zwar weniger unter Druck, was bedeutet, dass Sie sich quasi freiwillig immer wieder gegen das Rauchen entscheiden und zusätzlich den Vorteil haben, nicht als Verlierer gegenüber Ihren Mitmenschen dazustehen, sollten Sie doch scheitern. Dennoch bin ich absolut gegen diese Vorgehensweise, da Sie sich das Leben unnötig schwer machen. Ich habe vorhin gesagt, dass sich die Ex-Raucher das Leben deshalb schwer machen, da sie Ihre Entscheidung oft in Frage stellen. Warum sollten Sie immer wieder die gleiche Entscheidung treffen, wenn Sie diese doch bereits getroffen haben und sich die Entscheidungsgrundlagen nie ändern werden? Der Zeitrahmen, den Sie sich vorgeben, muss also für Ihr ganzes Leben bestimmt sein, ansonsten werden Sie immer auf das Rauchen warten und süchtig bleiben.

41   Die definitive Entscheidung

Egal ob Sie Hausfrau sind, Manager, Lehrer oder welchen Beruf Sie auch immer ausüben: Jeden Tag treffen Sie Entscheidungen, weniger wichtige und wichtigere, manchmal sogar sehr wichtige. Die Entscheidung, die Sie in Kürze treffen werden, ist eine der wichtigsten in Ihrem ganzen Leben, vielleicht sogar die wichtigste überhaupt. Sie treffen die Entscheidung, entweder ein Leben lang Raucher und damit weiter in Ihrer Sucht und Abhängigkeit gefangen zu bleiben, oder Sie wählen die Freiheit und treffen die Entscheidung für immer Nichtraucher zu werden. Ich übertreibe nicht, wenn ich Ihnen rate, diese Entscheidung nicht auf die leichte Schulter zu nehmen. Leider sind sich die meisten Raucher der Tragweite dieser Entscheidung gar nicht bewusst. Sehen Sie die bevorstehende Entscheidung als einmalige Chance an, Ihrem Leben eine positive entscheidende Wendung zu geben.

Die Frage ist, wie Sie die Entscheidung treffen. Treffen Sie die Entscheidung mit dem Verstand, indem Sie Vor- und Nachteile gegeneinander abwägen und zu dem Ergebnis kommen, Nichtrauchen bietet nur Vorteile, aber keine Nachteile? Oder hören Sie auf Ihr Gefühl, das Ihnen sagt, Sie brauchen absolut keine Angst vor dem Schritt in das Nichtraucherleben zu haben? Ich glaube, dass diese Entscheidung zunächst von Ihrem Verstand dominiert wird, dem Sie es zu verdanken haben, dass Sie endlich den Kopf aus dem Sand gehoben haben und genau wissen, dass Nichtrauchen die einzig sinnvolle Lösung sein kann. Andererseits sind Gefühle, gleich welcher Art, die Triebkraft unseres Handelns. Ihre übermächtigen Ängste haben Sie jahrelang zu einem Nikotinjunkie gemacht; nun sind Ihre Ängste wesentlich geringer geworden, vielleicht sogar völlig verschwunden. Ihre Gefühle gegenüber dem Rauchen bzw. Nichtrauchen haben sich geändert.

Ihr klarer Verstand gepaart mit ihren geänderten Emotionen werden Sie zu einer definitiven Entscheidung führen, und zwar *die definitive Entscheidung, ab einem bestimmten Zeitpunkt nie mehr zu rauchen.* Die meisten Raucher scheitern schon zu Beginn Ihrer Nichtraucherkarriere, bevor sie überhaupt mit dem Rauchen aufgehört haben, da sie sich Ihrer Entscheidung nicht sicher sind und dies auch dementsprechend in Ihr Vokabular mit aufnehmen: Diese Raucher versuchen, das Rauchen aufzugeben. Dieser Satz besagt, dass Sie nicht sicher sind das Rauchen für immer lassen zu können, weil Sie Verluste damit verbinden und einen Freund vermissen.

Werden Sie sich bewusst, dass Sie keinen Freund in der Zigarette verlieren, sondern einen Feind, der falsch war und die ganze Zeit nur
auf Ihren Tod hingearbeitet hat!

Fast hätte er ihr Leben zerstört, auf jeden Fall hat er Ihnen zu einer wesentlich schlechteren Qualität desselben verholfen. Diese Einsicht ist nicht leicht, aber absolut notwendig, um die definitive Entscheidung zu treffen.

Nie mehr zu rauchen ist eine sehr wichtige Entscheidung, aber eine vergleichsweise viel leichtere Entscheidung als viele andere, die Sie täglich treffen, ob Sie Hausfrau oder Manager sind. Normalerweise basieren Entscheidungen auf Fakten, Sie sehen sich die Sachlage an und vergleichen gewichtete Vor- und Nachteile miteinander. Gewöhnlich gibt es sowohl Vor- als auch Nachteile und meistens müssen Sie damit rechnen, dass sich die Sachlage in der Zukunft ändern könnte und Sie eine falsche Entscheidung getroffen haben, obwohl sie unter den damaligen Gesichtspunkten richtig war. *Beim Rauchen wird sich nie etwas an der Entscheidungsgrundlage ändern.* Sie werden niemals irgendeinen Vorteil haben, wenn Sie rauchen, nicht einmal dann, wenn es irgendwann Ihrer Gesundheit nicht mehr schaden würde.

Die Vorteile, die Sie vom Nichtrauchen haben, werden immer überwiegen und gewichtiger sein. Dies hat zwei riesige Vorteile:

- Sie brauchen diese Entscheidung nur einmal in Ihrem Leben zu treffen und nie mehr daran zweifeln und nutzlose Energie dafür verwenden. Es gibt nichts Schlimmeres, als bei einer Entscheidung nicht sicher zu sein und diese immer wieder in Frage zu stellen. Sie werden zunehmend unsicherer und benötigen viel Willenskraft, um durchzuhalten. Die Spiralen beginnen sich zu drehen.

- Sie haben eine leichte Entscheidung zu treffen, denn bei welcher Entscheidung, die Sie bisher im Leben getroffen haben, gab es nur Vorteile?

Wenn man daher so überzeugt vom Nichtrauchen ist und infolgedessen weiß, dass man nie mehr rauchen wird, kann man die definitive Entscheidung darüber treffen. Im Ergebnis hat man keine psychischen Entzugserscheinungen mehr.

Nur dann können Sie mit dem Rauchen abschließen. Es ist in meinen Augen die Basis, um für den Rest des Lebens glücklicher Nichtraucher zu werden. Die definitive Entscheidung, nie mehr zu rauchen, können Sie aber nur treffen, wenn Sie *sicher* sind, wirklich nie mehr zu rauchen. Woher nehmen Sie aber das Wissen dafür her?

42   Hoffen, glauben, wissen

Eine meiner Bekannten trug sich bereits längere Zeit mit dem Gedanken, das Rauchen zu beenden, konnte sich bisher aber nicht dazu durchringen. Erst als ihr Kind sich sehr schwer verletzte und für kurze Zeit in Lebensgefahr war, entschloss sie sich zu folgendem Versprechen: Sie schwor sich, nie wieder in Ihrem Leben eine Zigarette anzurühren, wenn sicher feststand, dass ihr Kind die Verletzungen ohne Auswirkungen auf sein späteres Leben überstehen würde. Glücklicherweise trat beides ein – das Kind überstand das Unglück ohne größere Schäden und die Mutter löste ihr Versprechen ein. Naturgemäß waren die ersten Tage für sie sehr hart, da sie ja „lediglich" ihr Versprechen eingelöst hatte, d.h. die definitive Entscheidung traf, nie mehr zu rauchen, aber ansonsten dieselbe Sichtweise vertrat wie bisher und dementsprechende Ängste und Verlustempfindungen hatte. Trotzdem blieb sie eisern und ist noch heute Nichtraucherin, weil sie mit dem Rauchen abgeschlossen hat.

Dieses Beispiel beweist, dass die definitive Entscheidung vom Verstand bewusst gefällt wird, allerdings mit dem Hintergrund großer Emotionen. Außerdem beweist es, dass es sogar ausreichen würde, nur die definitive Entscheidung zu treffen, nie mehr zu rauchen, um tatsächlich für immer Nichtraucher zu werden, unter der Voraussetzung, dass man sich wirklich schwört niemals mehr zu rauchen und diesen Schwur ernst nimmt bzw. viele Emotionen damit verbindet. Um wie viel leichter werden Sie es haben, da Sie nicht nur die endgültige Entscheidung treffen, sondern auch ganz genau wissen, warum Sie das tun, da Sie den Mechanismus der Rauchsucht endlich verstehen.

Wenn Sie eine Entscheidung treffen, gibt es einige Abstufungen, wie sehr Sie sich der Richtigkeit der Entscheidung sicher sind. Sehr schwach ist es, wenn Sie *hoffen*, richtig entschieden zu haben. Die meisten Raucher hoffen, dass sie durchhalten werden und ihr Leben lang genügend Kraft für diesen schweren Gang haben werden. Andere *glauben*, dass sie es schaffen werden. Allerdings bleibt es meistens beim Glauben, wobei dieser ja bekanntlich auch Berge versetzen kann. Andere sind sich *ziemlich sicher* es zu schaffen, wobei ich schon öfters gehört habe, dass es eine kritische Phase im Leben eines Nichtrauchers (bzw. Ex-Rauchers) nach etwas über ein Jahr geben soll. Warum kann ich Ihnen nicht erklären, die Menschen, die diese schlimme Meldung verbreiten wohl auch nicht. Ich jedenfalls warte diesen Zeitpunkt genüsslich ab, sollte er kommen, denn ich *weiß inzwischen absolut sicher*, dass ich nie mehr in meinem Leben eine Zigarette bzw. Nikotin überhaupt zu mir nehmen werde.

Die meisten von Ihnen werden vermutlich jetzt denken, dass es eine hundertprozentige Sicherheit im Leben nie gibt und ich gebe zu, dass die Beantwortung dieser Frage auch für mich viel Zeit in Anspruch genommen hat. Der Raucher wird an dieser Stelle argumentieren, dass es nach der letzten Zigarette immer Situationen geben kann, bei denen der Ex-Raucher wieder zu einer Zigarette greifen muss – zumindest die Gefahr hierfür besteht. Dazu muss ich sagen, dass diese Konstellationen - wenn überhaupt – meiner Meinung nach nur in den ersten paar Tagen möglich sind, nämlich dann, wenn Sie erst kurze Zeit Nichtraucher sind, Sie sich noch in der Phase körperlicher Begleiterscheinungen und stärkerer gedanklicher Assoziationen befinden und ein wirklich schwerer Schicksalsschlag auf Sie hereinbricht. In diesem Fall wäre es denkbar, dass Sie rückfällig würden, da der enorme Stress, dem Sie ausgesetzt sind psychische Entzugserscheinungen hervorrufen und zu einer Art Kurzschlussreaktion führen könnte. Ich meine dabei nicht kleinere Stresssituationen, wie z.B. eine Autopanne in abgelegenem Gelände oder dergleichen, sondern wirkliche Schicksalsschläge, wie z.B. eine Trennung von Ihrem Partner.

Sie müssen sich immer wieder vor Augen halten, wie groß die Wahrscheinlichkeit ist, dass ausgerechnet in den ersten Tagen eine derartige Situation eintritt. Und selbst dann ist es fraglich, ob Sie rauchen würden? Ich selbst ging und gehe auch heute noch davon aus, dass ich auch bei einer derartigen Konstellation nicht wieder geraucht hätte, und zwar ganz einfach deshalb, weil sich auch in diesem Fall die Entscheidungsgrundlagen gegen das Rauchen nicht geändert hätten. Warum, um alles in der Welt, hätte ich wieder anfangen sollen? Es hätte in dieser Lage weder den anderen Personen, noch mir selbst etwas genützt.

Die Frage der absoluten Gewissheit ist auch für mich sehr schwer zu beantworten, denn jeder Mensch hat ein anderes Rauchprogramm und reagiert in bestimmten Situationen anders. Als ich Nichtraucher wurde bin ich zu 100 Prozent davon ausgegangen in meinem Leben nie mehr zu rauchen, aber erst ein paar Wochen später hatte ich tatsächlich die absolute Gewissheit hierfür. Ich war mir ab diesem Zeitpunkt nicht mehr nur zu 99,9 Prozent sicher, nie mehr zu rauchen, sondern tatsächlich zu 100 Prozent.

Wieso sollten Sie auch an etwas zweifeln, das Ihnen die Freiheit wiedergibt, Gesundheit, Energie, Selbstachtung und Selbstvertrauen, Ihnen Ihren Geschmackssinn zurückgibt? Wieso sollten Sie unsicher werden, die richtige Entscheidung getroffen zu haben, wenn es nur Vorteile dafür gibt? Fast jeder Raucher, der aufgehört hat, verschwendet viel zu viel Energie und Lebenskraft mit immer wieder den gleichen Überlegungen. Ich würde jetzt gerne eine rauchen und darf nicht, gerade nach dem Essen hat es immer so gut geschmeckt, usw. usw. Wenn Sie sich tagelang sicher waren, dass Sie die richtige Entscheidung getroffen und sieben Tage nicht geraucht haben, wieso sollten Sie plötzlich am achten Tag wieder rauchen? Noch schlimmer wäre es, wenn Sie 500 Tage nicht geraucht haben und am 501. Tag wieder damit anfangen würden.

Wenn Sie die folgenden Kapitel lesen, werden Sie verstehen, warum ich sicher bin, nie mehr rauchen zu müssen. Auch Sie werden die Gewissheit hierüber erlangen.

43 Nie mehr süchtig!

Man könnte annehmen, nie mehr süchtig zu sein ist bei der Vielzahl an Süchten, die es inzwischen gibt, nicht mehr möglich, insbesondere bei meiner eng gewählten Definition. Genau hier setze ich an. Völlig gleichgültig, um welche Sucht es sich handelt, der Mensch ist frei von seiner Sucht, wenn er die Beendigung nicht als notwendiges Übel ansieht, die ihn Zeit seines Lebens z.B. um die „große Freiheit zu rauchen" bringt, sondern als klare Entscheidung seines freien Willens ansieht. Da Sie süchtig sind, *müssen* Sie rauchen. Als Nichtraucher *können* Sie rauchen, wollen es aber nicht. *Als Nichtraucher sind Sie nicht eingeschränkt, also frei!*

Es gibt noch unzählige andere Süchte. Das Wesen jeder Sucht und die eigentliche Problematik ist, dass die meisten Menschen lange Zeit gar nicht bemerken – bzw. bemerken wollen – dass sie nach etwas süchtig sind, obwohl die meisten ihre Sucht instinktiv als solche frühzeitig erahnen. Es ist, als wenn Sie durch die Wüste irren und eine Fata Morgana in Gestalt einer Oase erblicken. Sie sind für eine gewisse Zeit der festen Meinung, dass es eine Oase ist und steuern geradewegs darauf zu. Wenn Sie der Sache näherkommen, stellen Sie fest, dass alles nur eine Illusion war. Die Enttäuschung ist zwar zunächst groß, aber je früher Sie die Täuschung erkannt haben, umso weniger Zeit verlieren Sie, einen anderen Weg zu wählen, der Sie eher ans Ziel bringt.

Das Schwierigste an Süchten ist, zu erkennen, ab welchem Zeitpunkt man süchtig ist, denn die Übergänge sind meistens fließend. Sie haben Glück im Unglück, denn wenn Sie auch nur eine Zigarette täglich rauchen, sind Sie abhängig, und zwar definitiv. Die Zigarette ist ein Selbstläufer, gleichgültig, wie viel Sie rauchen, d.h. wie lange die Entzugsphasen sind.

Die neuesten Süchte sind die Internet- und Handy-Sucht. Andere häufig auftretende Süchte neben dem Rauchen und dem Alkoholismus sind die Mager- und Fresssucht, Schokoladensucht, Spiel- und die Tablettensucht. Genauso sind aber heutzutage auch viele Menschen arbeitssüchtig. Auch nach Erfolg und Macht kann man süchtig werden, unsere Politiker und Manager geben doch die besten Beispiele hierfür ab.

Sogar der tapfere Sportler kann süchtig sein, nach exzessivem Training. Viele Sportler müssen jeden Tag ihre zehn Kilometer laufen. Ich gebe zu, nicht süchtig zu sein, ist nicht einfach. Vielleicht bin ich ja doch süchtig und habe diese Sucht noch gar nicht erkannt, denn das ist das Schwierigste, die

Sucht als solche überhaupt zu realisieren. Der Raucher muss erkennen, dass er nur aus einem Grund raucht – weil er abhängig ist.

Es gibt nicht wenige Raucher, die nach der (vermeintlich) letzten Zigarette abhängiger sind als vorher, und zwar psychisch. Diese Raucher haben sich verboten zu rauchen, und alles Verbotene will man ja bekanntlich umso mehr haben. Zumindest sind die meisten Ex-Raucher jedenfalls nicht frei von Ihrer Sucht und daher nach wie vor abhängig. Das hängt auch damit zusammen, dass sie sich als Ex-Süchtige bzw. Ex-Raucher, und nicht als Nichtraucher sehen. Das einzig Gute daran ist, dass sie nicht wissen immer noch abhängig zu sein, sie erahnen es höchstens. Trotzdem oder gerade deshalb bedaure ich diese Raucher am meisten, da sie ihr Leben lang gegen ihre Sucht ankämpfen, sich aber nie als wirkliche Nichtraucher ansehen und ihre Sucht hinter sich lassen können. Sie sind in gewisser Weise noch bedauerlicher als die aktiven Raucher, da sie das Gefühl der grenzenlosen Freiheit nie erleben können, die Gewissheit von einer schrecklichen Krankheit erlöst zu sein. Sie haben es sich selbst auferlegt, nicht mehr zu rauchen und sind immer noch süchtig nach einer Zigarette. Sie sitzen zwischen zwei Stühlen.

Warum können Ex-Raucher noch süchtig sein? Ganz einfach deshalb, weil die Überwindung jeder Sucht, also auch der Rauchsucht, nur dann wirklich möglich ist, wenn Sie die Beendigung Ihrer Sucht als Freiheit und Erlösung empfinden. Als Erlösung, weil Sie aus vielen Gründen mit dem Rauchen Schluss gemacht haben und weil Sie ihre wiedergewonnene Freiheit genießen und sich darauf jeden Tag neu freuen.

Den größten Fehler, den Raucher machen können, ist, nur aus einem bestimmten Grund mit dem Rauchen aufzuhören. Meistens sind diese Gründe zeitlich begrenzt, so dass die Motivation, d.h. der Sinn nicht mehr zu rauchen, früher oder später wegfällt. Bei den meisten waren es ausschließlich gesundheitliche Gründe, vielleicht hat Ihnen der Arzt hierzu dringend geraten, oder sie wollten sportlich wieder leistungsfähiger werden und erhofften sich durchs Nichtrauchen mehr Kondition zu erhalten (was ja auch stimmt). Viele Frauen hören mit dem Rauchen auf, weil sie schwanger werden, Jugendliche versuchen sich am Nichtrauchen oft aus Geldknappheit. Es ist klar, dass eine schwangere Frau nach der Geburt genauso wieder zur Zigarette greifen wird, wie ein x-beliebiger (Ex-)Raucher, der „nur" aus gesundheitlichen Gründen aufgehört hat. Sobald dieser Raucher sich besser fühlt – und das geht oft schneller als er denkt, läuft er große Gefahr wieder zur Zigarette zu greifen. Genauso hoffnungslos ist es, nur aus finanziellen Gründen aufzuhören. Viele Ex-Raucher verkünden voller Stolz, dass sie extra ein Sparschwein aufgestellt haben, in das sie jeden Tag fünf Euro werfen und sich an dem Ersparten ergötzen. Nach zehn Jahren kaufen sie sich dann Ihr Traumauto oder leisten sich ihren Traumurlaub – und fangen noch während des Urlaubs zu rauchen an.

Nie mehr süchtig zu werden bedeutet also, die psychische Abhängigkeit komplett zu überwinden. Wie geht das?

Sie können nie mehr rauchsüchtig werden, wenn

- Sie wissen, dass Sie nie mehr die Droge, von der Sie abhängig waren, nehmen werden und darüber vor Freude in die Luft springen. Sie müssen also die endgültige Entscheidung treffen für immer Nichtraucher zu werden und anschließend diese Entscheidung nie mehr in Frage stellen. Diese Gewissheit ist deshalb unverzichtbar, da Sie sich im Falle der Unsicherheit – auch wenn Sie nie mehr rückfällig werden sollten – immer ihr ganzes Leben süchtig fühlen werden, da Sie ja nie wissen, ob sie nicht doch wieder zu rauchen beginnen. Der Ausspruch „heute habe ich nicht geraucht und hoffe morgen auch nicht zu rauchen" heißt im Klartext, nie richtig frei zu sein, der Zigarette immer nachzutrauern und nie zu wissen, ob Sie die Sucht überwunden haben. So aber freuen Sie sich über Ihre Entscheidung.

- Sie das Rauchen als Illusion ansehen und ohne jegliche Ersatzstoffe und Hilfsmittel beenden. Verzichten Sie auf alle Hilfsmittel zur Beendigung Ihrer Sucht! Ich sage an dieser Stelle bewusst, dass Sie auf *alle* Hilfsmittel verzichten sollen. Dies ist nicht nur wesentlich leichter, als die Gesellschaft glaubt, sondern macht Ihnen das Aufhören sogar einfacher. Wenn Sie das Rauchen, wie ich, als reine Illusion ansehen, stören Chemie, Nikotinersatzstoffe, Hypnose, Akupunktur oder andere Methoden. Sie sind auch gar nicht notwendig. Wenn Sie mit Hilfsmitteln das Rauchen beenden, werden Sie niemals das Gefühl erleben, von Ihrer Sucht wirklich befreit zu sein und immer große Gefahr laufen, wieder anzufangen. Die Hilfsmittel bedeuten: Nicht Sie alleine haben Ihre Sucht beendet und den Zeitpunkt bestimmt, sondern dies war „so schwer" und nur mit einem fremden Hilfsmittel möglich. Sie würden immer noch an Ihre Abhängigkeit glauben, also wären Sie es auch!

Außerdem werden durch Hilfsmittel nicht die wahren Ursachen Ihrer Sucht angegangen, sondern nur das Symptom „Rauchen" bekämpft. Die eigentlichen Ursachen sind alleine Ihre Illusionen, die Sie mit dem Rauchen verbinden und Ihre daraus folgende psychische Abhängigkeit, die nach wie vor in Ihrem Kopf weiter schlummert und wahrscheinlich früher oder später wieder ausbrechen wird, weil diese Raucher mit derartigen Hilfsstoffen den Mechanismus der Rauchsucht gar nicht kennen und von völlig falschen Voraussetzungen – z.B. starken körperlichen Entzugserscheinungen – ausgehen.

44   Der beste Zeitpunkt

Es wird wohl kaum einen Raucher geben, nicht einmal Gelegenheitsraucher und Jugendliche, die sich nicht schon einmal mit dem Gedanken befasst haben, irgendwann das Rauchen zu beenden. Die Betonung liegt auf „irgendwann". Wie oft habe ich den Zeitpunkt ins Auge gefasst und immer wieder verschoben bzw. verdrängt. Bereits Ende zwanzig, also als ich „erst" zwölf Jahren rauchte, versuchte ich mich an den Gedanken zu gewöhnen, an meinem dreißigsten Geburtstag aufzuhören. Je näher dieser Tag kam umso klarer wurde es für mich, dass ich wohl erst gar keinen Versuch unternehmen würde. So war es dann auch, die Ängste waren einfach zu groß. In den nächsten Jahren nahm ich zwei schwache Versuche in Angriff und wurde immer verzweifelter. Wie um alles in der Welt sollte ich jemals von der Zigarette wegkommen?

Wenn Sie die definitive Entscheidung treffen Nichtraucher zu werden, müssen Sie natürlich auch den für Sie besten Zeitpunkt der letzten Zigarette bestimmen. Diesen Zeitpunkt bestimmen Sie alleine, wobei Sie im Idealfall gar nicht so sehr lange damit warten wollen.

Ich bin der Meinung, dass der beste Zeitpunkt für die letzte Zigarette derjenige ist, der Ihnen möglichst schnell eine absolute Sicherheit über ihre getroffene Entscheidung gibt, d.h. die völlige Gewissheit, nie mehr wieder in Ihrem Leben eine Zigarette zu brauchen oder zu wollen. Ein langjähriger Freund von mir hörte vor Jahren mit dem Rauchen auf und ist einer der wenigen, der es mit Willenskraft geschafft hat. Sein Erfolgsrezept lag eindeutig in der Tatsache, dass er – ob bewusst oder unbewusst – möglichst schnell die Gewissheit haben wollte, dass er es schaffen wird. Daher ging er die ersten vier Wochen jeden Abend in seine Stammkneipe, trank ein paar Biere und setzte sich zwischen all die anderen Raucher. Er wusste, dass dies zwar sehr hart werden würde, aber wenn er standhaft bliebe, würde er sicher sein, in keiner Situation mehr im Leben eine Zigarette rauchen zu müssen. Er ist bis heute Nichtraucher.

Ich würde aber den oben geschilderten Fall nicht als hart, sondern als ideal ansehen. Was kann Ihnen Besseres passieren als nach kurzer Zeit die völlige Sicherheit zu erlangen? Daher würde ich an Ihrer Stelle die letzte Zigarette dann rauchen, wenn Sie in naher Zukunft voraussichtlich Situationen erleben werden, in denen Sie viel geraucht haben, also z.B. eher mehr Stress ausgesetzt sind oder unangenehme Pflichten auf Sie zukommen. Ideal wären z.B. Prüfungen, Bewerbungsgespräche, anstrengende Meetings oder dergleichen, auch bevorstehende Feste sind meiner Ansicht nach gut geeignet, schnelle Sicherheit zu bekommen. Genauso können Sie aber auch z.B. den Urlaub als den für Sie besten Zeitpunkt wählen, wenn Sie meinen, dass Ihnen die Zigarette vor allem zur Entspannung dient. Damit will ich aber nicht sagen, dass Sie nach der letzten Zigarette unsicher sind. Es geht alleine darum, den kleinen Unterschied zwischen 99,9%-iger und 100%-iger Sicherheit möglichst schnell zu beseitigen.

Grundsätzlich muss jeder Raucher selbst den für sich besten Zeitpunkt bestimmen, wobei ich, eher zu einem Zeitpunkt tendiere, der für Sie persönlich am schwierigsten erscheint. Völlig falsch sind aber auch hier wieder die Expertenmeinungen, die Ihnen raten, zu Beginn der harten Entzugsphase großen beruflichen Stress ebenso zu meiden, wie Feste oder Alkoholgenuss, also alles, was Sie zum Rauchen animieren könnte. Erstens wird durch solche Aussagen dem Raucher wieder einmal Angst eingejagt, mit dem Nichtrauchen etwas unheimlich Schweres in Angriff zu nehmen und große Entzugserscheinungen erleiden zu müssen, und zweitens wird es dem Ex-Raucher nur unnötig erschwert, seine absolute Gewissheit zu erlangen. Er wird sich noch lange Zeit fragen, ob er jemals wieder ein Fest genießen kann oder beruflichen Stress aushält, ohne rückfällig zu werden. Die Unsicherheit steigt, und damit werden die gefährlichen Spiralen in Gang gesetzt.

Ich würde dem Zeitpunkt der letzten Zigarette eine wichtige Bedeutung zuordnen, aber sicherlich keine entscheidende. Ich gehe davon aus, dass jeder Raucher, der die Rauchsucht verstanden hat, so überzeugt von seinem Handeln ist, dass er – gleichgültig welchen Zeitpunkt er wählt – nie mehr rückfällig wird.

45   Juhu, ich werde Nichtraucher!

Wieder muss ich einen Irrtum der Gesellschaft berichtigen, der wieder einmal von den sogenannten Experten hervorgerufen wird. Es geht um die Frage, ab wann Sie Nichtraucher sind? Nach herrschender Meinung, sind Sie das erst nach einem Jahr. Das stimmt nicht. Sie sind in dem Moment Nichtraucher, in dem Sie die definitive Entscheidung darüber treffen und wissen, dass Sie die letzte Zigarette rauchen werden. Von mir aus können die Experten auch behaupten, dass ich erst nach fünf Jahren Nichtraucher werde, denn es spielt für mich nicht die geringste Rolle. Aber es ist klar, dass es für die Raucher, die daran glauben, eine wichtige Rolle spielt, denn bis dahin sehen sich diese Menschen als Raucher, die nicht mehr rauchen dürfen.

Wie ich bereits sagte, müssen Sie sich auf dieselbe Stufe eines Nichtrauchers stellen. Abgesehen von den ersten drei bis vier Wochen gibt es tatsächlich kaum Unterschiede zwischen Ihnen und einem Nichtraucher. Sie haben in der Regel keine körperlichen Begleiterscheinungen mehr, sie werden die Zigaretten nicht vermissen und Sie werden jeden Raucher, der gierig an der Zigarette ziehen muss, bedauern. Sie haben sogar einen riesigen Vorteil gegenüber dem Nichtraucher, der in seinem Leben noch nie geraucht hat (außer der ersten Probierzigarette, die er gepafft hat), nämlich das Erleben Ihrer wiedergewonnenen Freiheit und alle anderen Vorteile, die besagter Nichtraucher nicht zu schätzen weiß bzw. überhaupt als Vorteil erkennt. Es ist genau der gleiche Effekt, den Menschen in einem Land haben, in dem immer die Sonne scheint. Sie freuen sich zwar meistens darüber und haben oft gute Laune, aber irgendwann wissen Sie das Klima nicht mehr zu schätzen, es ist normal. Haben Sie aber zwanzig Jahre in einem dunklen Land gelebt, in dem es oft kalt ist und regnet bzw. schneit, freuen sich, endlich wieder die Sonne und das Meer zu sehen.

Immer wenn Sie Raucher beobachten wissen Sie genau, wie sie sich fühlen, wenn sie rauchen müssen. Sie kennen Ihre Ängste im Verborgenen, ihr schlechtes Gewissen, ihre Abhängigkeit, derer sich die meisten Raucher bewusst sind. In diesen Momenten können Sie Ihre wiedergewonnene Freiheit noch mehr genießen als sonst und werden sich intensiv bewusst, wie gut es Ihnen nun geht, seitdem Sie Nichtraucher sind.

Entscheidend ist also, wie Sie über das Nichtrauchen denken. Ein Nichtraucher hat keine Verlustgedanken, er bringt keine Opfer – genau wie Sie. Hat ein Nichtraucher Angst, nie mehr in seinem Leben rauchen zu dürfen?

Nein. Hat er die Befürchtung, dass er im Leben etwas verpasst? Nein. Spielt er mit dem Gedanken, vielleicht doch ab und zu eine Zigarette zu rauchen? Auch nein.

Der Ex-Raucher sieht sich sein ganzes Leben lang immer ein bisschen als Raucher. Er ist einer der 5-Prozent-Exemplare, dem es gelungen ist, dauerhaft mit dem Rauchen Schluss zu machen, allerdings mit dem Preis großer Entzugserscheinungen und zehn Kilogramm Übergewicht. Noch Jahre nachdem er seine letzte Zigarette geraucht hat kann er es kaum ertragen, wenn in seiner Gegenwart geraucht wird. Er leidet sein Leben lang unter psychischem Entzug, da er nach wie vor der Zigarette etwas Positives abgewinnen kann und denkt, dass er ein Opfer bringt. Meist sind es jene penetranten Ex-Raucher, die sich freuen, wenn es andere Raucher nicht schaffen mit dem Rauchen aufzuhören und es genießen, den Raucher im Winter auf den Balkon zu schicken. In Wirklichkeit ist dieser Ex-Raucher fast mehr zu bemitleiden, da er die große Freiheit der letzten Zigarette nie erfahren wird und tatsächlich ein großes Opfer bringt, nie mehr zu rauchen.

Unter diesen Umständen, so glaube ich, werden Sie jetzt sicher froh sein, dass Sie Nichtraucher werden dürfen und Ihnen vieles erspart bleiben wird. Die entscheidende Frage ist aber, ob Sie „danach" an eine Zigarette denken werden bzw. ob Sie unter allen Umständen versuchen müssen, jegliche Gedanken daran zu vermeiden? Die Antwort liegt auf der Hand: Wie sollte es einem Raucher, der vielleicht zwanzig, dreißig oder gar vierzig Jahre geraucht hat möglich sein, nicht mehr an eine Zigarette zu denken? Natürlich werden Sie, vor allem am Beginn Ihres Nichtraucherdaseins, unaufhörlich an Zigaretten denken. Die Frage ist nur, wie bereits gesagt, *wie* Sie darüber denken werden.

Sie freuen sich über jeden Gedanken an eine Zigarette, da sie jetzt frei sind und das Gift nicht mehr inhalieren müssen. Ihre Lungen können sich reinigen und Sie werden endlich wieder in Ruhe das Essen genießen können. Nach dem Essen denken Sie an die heiß geliebte Zigarette, aber warum sollten Sie gerade jetzt rauchen? Um sich den guten Geschmack des Essens mit Gift zu verderben? Sind Sie froh, denn endlich können Sie wieder den guten Geschmack des Essens eine Weile genießen.

Beobachten Sie die Raucher, die nach dem Essen gierig an der Zigarette ziehen und tief inhalieren müssen, oder die Raucher früh morgens um 7.00 Uhr auf dem Weg zur Arbeit, die – gerade aufgestanden – sich bereits wieder eine Zigarette in den Mund schieben müssen. Oder die Raucher in der Kneipe oder auf einer Party. Der Verbrauch steigt rapide an, Sie kennen das ja selbst, aber amüsieren sie sich wirklich besser? Sie können endlich wieder aufatmen, denn dies alles haben Sie bald hinter sich, also *machen Sie einen Luftsprung und freuen Sie sich!*

Aber werden Sie nicht übermütig, schon bevor Sie aufgehört haben zu rauchen. Wie gesagt, nur maximal 5 Prozent aller Raucher hören für immer auf. Der Grund hierfür ist so einfach, wie logisch: Weil sie irgendwann wieder eine Zigarette rauchen. Die Frage ist, warum sie das tun und wie Sie vermeiden können, rückfällig zu werden.

46   Eine Zigarette, was soll's?

Mit einer Zigarette fängt es immer an. Ob mit sechzehn oder sechzig. Die Einstellung „eine Zigarette kann nicht schaden" ist in Bezug zu Ihrem Ziel, Nichtraucher zu werden, völlig konträr. Mit nur einer Zigarette sind Sie bereits wieder Raucher, genauso wie ein trockener Alkoholiker (welch schlimmer Begriff) nach einem Schluck Alkohol wieder Alkoholiker ist. Sie müssen sich definitiv im Klaren werden, dass eine einzige Zigarette das Ende Ihres Nichtraucherlebens bedeutet. Eine Zigarette war der Auslöser für den Beginn Ihrer Abhängigkeit. Warum glauben Sie, sollte sich das geändert haben? Machen Sie sich immer wieder klar, dass hinter dem harmlosen weißen Papierröllchen, genannt Zigarette, die Drogensucht Nummer 1 auf unserer Erde mit der größten psychischen Abhängigkeit überhaupt steckt. Eine einzige Zigarette bedeutet:

- *Verlust der Freiheit*
- *Verlust der Gesundheit*
- *Verlust der Selbstachtung*
- *Verlust des Selbstvertrauens*
- *Verlust von Geld*
- *Verlust der Sinnesfreuden*

Eine einzige Zigarette kostet einen Großteil Ihrer Lebensqualität, es sei denn, Ihre psychische Abhängigkeit ist gleich Null. Dann könnten Sie theoretisch tausend Zigaretten rauchen und von heute auf morgen wieder aufhören. Die Frage läge dann aber auf der Hand: welchen Sinn würde das machen? Keinen! Warum werden dann ca. 95 Prozent aller Ex-Raucher wieder rückfällig? Dafür gibt es eine ganz einfache Erklärung. Diese Raucher waren nie wirkliche Nichtraucher und nach wie vor psychisch abhängig. Nur diesen einen Grund gibt es, wieder zur Zigarette zu greifen.

Lange Zeit dachte ich, wie die meisten Menschen, dass die Ex-Raucher wieder anfangen zu rauchen, weil sie einfach leichtsinnig seien oder unwissend um die Gefahren und sich an einem geselligen Abend zu später Stunde unter Alkoholeinfluss zu einer Zigarette verführen lassen. Es stimmt zwar, dass die meisten Ex-Raucher bei einem solchen Anlass rückfällig werden, aber nicht aus Leichtsinn oder Unwissenheit, wie die meisten Raucher später behaupten oder weil sie überredet wurden. Nein, in solchen Momenten ist einfach nur die psychische Abhängigkeit, die ohnehin vorhanden ist, besonders groß. Das Rauchprogramm meldet sich unaufhörlich und fordert die immer noch heiß geliebte Zigarette, bis irgendwann, und sei es nach zehn Jahren, der Widerstand gebrochen ist und der Ex-Raucher bei einem solchen geselligen Anlass doch wieder eine Zigarette raucht. Sie schmeckt scheußlich, aber die Falle hat zugeschnappt und das Rauchprogramm ist wieder auf Nikotin und Zigarette programmiert.

Wie oft habe ich von gescheiterten Rauchern gehört, dass sie wieder angefangen haben, da der berufliche Stress eben zu groß war. Richtig, in diesem Fall stimmt die Aussage sogar, da der berufliche Stress zusammen mit dem Entzugsstress einfach auf Dauer zu groß war. Sie befanden sich in der gefährlichen Spirale der Ängste und der psychischen Abhängigkeit, weil sie aus unvollständigen Motivationen heraus aufgehört haben zu rauchen.

47   Der Trick mit den Lights

Auch wenn der Begriff „leichte Zigaretten" inzwischen durch die EU-Tabakrichtlinie (einmal mehr eine völlig überflüssige EU-Richtlinie) verboten wurde, an der Sache hat sich nichts geändert. Jeder Light-Raucher kennt seine leichte Marke, sei es an der Bezeichnung oder an der Farbe.

Raucher, insbesondere Raucher, die rückfällig geworden sind, steigen auf leichtere Zigaretten um, in der Meinung, nun gesünder zu rauchen – ein Irrtum, dem nicht nur rückfällig gewordene Raucher unterliegen. Seltsamerweise habe ich während meiner aktiven Zeit nie das Verlangen gespürt, Light-Zigaretten rauchen zu müssen. Ich blieb von Anbeginn meinen gewählten Normalzigaretten treu, außer ich musste mich aus der Not heraus anderweitig bedienen, was aufgrund meiner gut organisierten Vorratshaltung sehr selten notwendig war.

Vielleicht kommen Sie nun auf die Idee, entweder auf derartige Zigaretten umzusteigen, falls noch nicht geschehen, oder ziehen es als aktiver Light-Raucher in Erwägung, dass Sie nun doch weiterrauchen können, weil Sie sich einreden, dadurch gesünder zu rauchen. Auch das ist ein Irrtum, schlagen Sie sich diese Idee aus dem Kopf. Als Light-Raucher müssen Sie sich über einiges im Klaren werden.

Untersuchungen stellten fest, dass Raucher Ihren Nikotinbedarf praktisch mit Zigaretten jeder Stärke decken können, da sie bei geringerem Nikotingehalt einer Light-Zigarette eben dementsprechend intensiver und / oder mehr rauchen.[8] Es hat sich anhand von Messungen des Blutnikotinspiegels herausgestellt, dass Zigaretten mit normaler Stärke (ca. 1,0 mg Nikotin / 10 mg Kondensat) nur zur Hälfte von den Rauchern ausgenutzt werden, Lights (ca. 0,4 / 4) hingegen zu 150 Prozent. Sie staunen nun sicherlich, aber die Erklärung ist einfach. Das ist möglich, weil Light-Zigaretten teilweise sogar einen stärkeren Tabak enthalten und ihre geringeren Werte nur auf winzige Ventilationslöcher im Filter beruhen. Die Rauchmaschine raucht bei Light-Zigaretten tatsächlich leichter, der Mensch nicht, denn der Raucher manipuliert die Light-Zigarette, teilweise sogar unabsichtlich, indem er die winzigen Löcher beim Rauchen mit den Fingern verdeckt.

Entweder der Light-Raucher raucht die gleiche Anzahl von Zigaretten wie früher, wenn es ihm gelingt, daraus die identische Nikotinmenge zu erhalten, oder er raucht mehr Zigaretten. So oder so bleibt festzuhalten:

- Der Nikotinbedarf wird immer gedeckt, deshalb ändert sich auch an der Aufnahme der Schadstoffe nichts. Gesünder leben die Light-Raucher keinesfalls, oft steigern sie ihren Zigarettenverbrauch, d.h. sie werden für mindestens die gleiche Gesundheitsgefährdung auch noch mehr Geld los. Die Zigarettenindustrie samt Finanzminister freuen sich. Sie bleiben de facto Starkraucher.

---

[8] Gori, G.B.: Cigarette classification as a customer message, in: Regulatory Toxicology and Pharmacology, 12 (1990), 3 Pt 1, S 253 - 262

- Die Light-Raucher wiegen sich in falscher Sicherheit. Sie glauben gesünder zu rauchen, so dass sie den Kopf überhaupt nicht mehr aus dem Sand stecken und der Wunsch, vom Rauchen wegzukommen minimal wird. Dadurch sind diese Raucher abhängiger denn je.

Die Zigarettenindustrie hat also einen weiteren, genialen Marketing-Schachzug eingefahren. Zum einen sind die Light-Raucher süchtiger als vorher, zum anderen oft noch mehr Geld los. Die Zigarettenindustrie hat ihr Produktprogramm weiter ausgebaut – für jeden Raucher die richtige Variante. Dadurch wird dem Raucher noch mehr, als es bisher schon der Fall ist, suggeriert, dass er ein Konsumgut kauft, „der Genuss der Leichtigkeit". Die Strategie scheint aufzugehen, denn immerhin rauchen inzwischen ca. 25 Prozent der Raucher leichtere Zigaretten. Sie entscheiden sich aber nicht bewusst dafür, sondern hängen sich an einen Strohhalm, der heißt: „Ich will rauchen, aber gesünder."

48   Ich rauche jetzt weniger und nur noch Zigarillos[9]

Wie oft habe ich diese Aussage schon gehört. Sie stammt von Rauchern, die viel rauchen und aufhören wollen. Sie wollen aber nicht komplett Nichtraucher werden, nur ein bisschen, um sich einen kleinen Genuss zu bewahren. Diese Aussage geht im Prinzip in die gleiche Richtung wie der Mythos „könnte ich doch jetzt eine Zigarette rauchen". Dieser (Ex)Raucher tut sich das Schlimmste an – er versucht weniger zur rauchen und wird dadurch zum Gelegenheitsraucher.

Die meisten Raucher unternehmen einige Versuche, das Rauchen aufzuhören. Nicht wenige davon machen dabei immer wieder denselben Fehler – sie wollen (oder können) sich einfach nicht vorstellen, nie mehr rauchen zu dürfen. Diese Raucher denken, dass die Zigarette wirklicher Genuss ist - leider der typische Fall. In Ihrem Rauchprogramm ist die Genusszigarette so fest verankert, dass es manchmal unmöglich ist, diesem Raucher den Genuss einer Zigarette auszureden. Das Verblüffendste daran ist, dass diese Raucher absolut willig sind, nicht mehr zu rauchen und sich den Gesundheitsrisiken des Rauchens auch sehr bewusst sind. Sie wissen auch, dass sie süch-

[9] Hier sind jetzt wirklich Zigarillos und nicht Zigaretten gemeint (siehe Fußnote 1)

tig sind und Nikotin eine Droge ist. Ihr alleiniges Problem besteht darin, dass sie denken, nur ein bisschen süchtig zu sein und auch aufgrund des Genusses zu rauchen – manchmal sogar ausschließlich aufgrund des Genusses. „Ach, wenn ich es doch nur schaffen könnte, die Zigaretten so einzuschränken, dass es weniger schädlich für mich ist." So denken diese Raucher, die deshalb gerne zu den Light-Zigaretten greifen. Ihre Meinung ist: „Ich will gerne aufhören zu rauchen, aber nicht ganz. So drei oder vier Zigaretten am Tag will ich genießen, eine nach dem Frühstück, eine nach dem Mittagessen, eine nach dem Nachmittagskaffee und eine am Abend".

Diese Raucher erliegen mehreren Illusionen. Das Rauchen ist eine Sucht, alleine deshalb rauchen sie, genauso wie der Gelegenheitsraucher, nicht weil sie aufgrund des Geschmacks den Wunsch haben, sondern weil sie *müssen*! Die Zigarette wird sie immer im Griff haben, eine Reduzierung ist auf Dauer ausgeschlossen. Außerdem ist es unsinnig zu behaupten, dass man *etwas* süchtig ist. Das ist genauso, als wenn eine Frau von sich sagen würde, ein bisschen schwanger zu sein. Entweder man ist süchtig oder man ist es nicht. Es ist unheimlich schwierig zu differenzieren, welcher von zwei Rauchern süchtiger ist. Ganz sicher ist aber, dass der Raucher, der Gelegenheitsraucher werden will, süchtiger wird als vorher. Die Zigarette wird wesentlich wertvoller, da er den Entzug durch die Reduzierung der Menge verstärkt. Wie ich schon erklärt habe sind manchmal genau die Menschen süchtiger, die davon ausgehen, Ihre Sucht überwunden zu haben und sich Ihrer Sucht in keiner Weise mehr bewusst sind.

Viele Raucher glauben, das Problem zu lösen, in dem sie, anstatt Zigaretten, nur noch Zigarillos rauchen, und zwar höchstens drei oder vier am Tag, also genau die Menge, die sie als genussvoll und weniger schädlich erachten. Manche von Ihnen hören zunächst auch ganz mit dem Rauchen auf und fangen mit den Zigarillos wieder an, wenn die Entzugserscheinungen zu groß werden. Wenn man diese Zigarillo - Raucher so sprechen hört, gehen sie übrigens tatsächlich davon aus, nicht mehr zu rauchen, also nicht mehr zu den Rauchern zu zählen. Dies ist für sie auch kein Widerspruch, denn sie trennen klar zwischen Zigaretten und Zigarillos.

Diese Raucher befinden sich in einer schwierigen Situation. Sie beginnen wieder zu rauchen, aber so wenig, dass die Zigarillos noch genussvoller werden und an Wert gewinnen. Gleichzeitig betrachten sie sich als Ex-Raucher, so dass die Entzugserscheinungen, die durch das Reduzieren ohnehin stark vorhanden sind, noch größer werden. Das Gewicht steigt, die

Unzufriedenheit in gleicher Weise. Der Stress wird dadurch noch größer, so dass die Gelegenheiten für eine Zigarillo auch steigen.

Diese Raucher befinden sich mehr denn je in der Spirale der Ängste und der psychischen Abhängigkeiten und merken, dass sie das Ganze nicht mehr im Griff haben. Meistens beginnen diese Raucher nach wenigen Monaten wieder Zigaretten zu rauchen und sind schnell bei ihren ehemaligen Mengen angekommen. Sie sind dann noch schlechter dran als vorher, sie haben nichts erreicht, außer einige qualvolle Tage, Wochen oder Monate des „Nicht-rauchen-dürfens", oft mit dem Preis von zehn Kilogramm Übergewicht.

49   Wann habe ich meine Abhängigkeit überwunden?

Diese Frage habe ich mehrfach schon beantwortet Sie haben Ihre Abhängigkeit überwunden, wenn Sie nicht mehr an Zigaretten glauben. Die körperliche Abhängigkeit spielt dabei ohnehin keine Rolle. Streng genommen kann man nicht einmal von Abhängigkeit in diesem Zusammenhang sprechen. Daher kann es auch keine körperlichen Entzugserscheinungen geben, sondern lediglich undramatische *körperliche Begleiterscheinungen*. Darauf gehe ich nachher genauer ein.

Unsere Aufmerksamkeit muss der psychischen Abhängigkeit gelten, denn wie Sie inzwischen wissen, ist sie alleine für das Vorhandensein Ihrer Sucht entscheidend. Wenn es Ihnen also gelingen würde, in relativ schneller Zeit Ihr Rauchprogramm auf ein Nichtrauchprogramm komplett umzustellen, hätten Sie Ihre Rauchsucht vollständig überwunden. Aber nicht nur das, Sie müssten dann ja auch, aufgrund mangelnder psychischer Abhängigkeit, keine psychischen Entzugserscheinungen ertragen und wären frei.

Die psychische Abhängigkeit haben Sie dann überwunden, wenn Sie wissen, dass Sie nie mehr rauchen werden und sich darauf freuen. Als Nichtraucher bedeutet das für Sie, dass Sie keine Verlustgefühle haben und nicht mehr daran glauben, dass Sie ein Opfer bringen würden. Natürlich ist es nicht möglich, innerhalb weniger Tage Ihr Programm komplett zu ändern. Schließlich ist das Rauchen, insbesondere bei langjährigen, starken Rauchern, ein gelernter Trieb und fest einprogrammiert. Sie müssen – wie bereits erwähnt – unterscheiden zwischen

- *psychischer Abhängigkeit*
- *gedanklichen Assoziationen*

Ihr Rauchprogramm besteht aus beiden Teilen. Die psychische Abhängigkeit ist der wesentliche Anteil, quasi das Hauptprogramm. Darin sind die Grundhaltungen gegenüber dem Rauchen installiert, also z.B. die feste Meinung, dass die Zigarette schmeckt oder entspannt. Als Fazit sagt das Programm: Ohne Zigarette geht es nicht oder nur sehr schlecht - ich will rauchen und ich brauche die Zigaretten. Das Hauptprogramm gibt es bei Ihnen in dieser Form nicht mehr und ist in ein Nichtraucher-Hauptprogramm umfunktioniert worden.

Die gedanklichen Assoziationen, die Sie mit dem Rauchen verbinden, sind aber immer noch abgespeichert und wirken nach. Ein bekanntes Beispiel hierzu stammt aus der Tierwelt. Sicherlich wissen Sie, was passiert, wenn einem Huhn während dem Laufen der Kopf abgetrennt wird. Richtig, es läuft noch eine Weile ohne Kopf weiter und führt genau die Aktionen aus, die in seinem Gehirn bereits abgespeichert waren und weitergegeben wurden. Es gibt in dieser Richtung zahllose Beispiele, auch weniger blutige. Beispielsweise habe ich vor einigen Wochen eine neue EC-Karte von meiner Bank erhalten. Die alte Karte hatte ich jahrelang im Einsatz und die Geheimnummer kann ich immer noch im Schlaf aufsagen. Mit der neuen Karte erhielt ich aus Sicherheitsgründen auch eine neue Geheimnummer. Was glauben Sie, wie oft ich versehentlich die alte Nummer eingab? Insgesamt drei Mal passierte mir das und noch viele Male danach war ich nahe daran.

Genauso verhält es sich mit Ihren Assoziationen gegenüber dem Rauchen. Sie verbinden mit bestimmten Situationen ganz bestimmte Gedanken und Handlungen, die noch einige Zeit nachwirken. So wie die Geheimnummer in meinem Gehirn abgespeichert war, ist bei Ihnen die Zigarette abgespeichert. Zum Beispiel habe ich noch Wochen später als Nichtraucher, immer wenn ich aus dem Haus ging und meine Jacke anzog, gleichzeitig auch meine Schachtel Zigaretten gesucht und einpacken wollen. Genauso griff ich in den ersten Tagen in meinem Büro immer ins Leere, wenn ich links, wo grundsätzlich meine Zigaretten lagen, meine Schachtel greifen und eine anzünden wollte. Ebenso überrascht war ich, als ich plötzlich mit Kleingeld für Kaffee vor dem Zigarettenautomaten im Büro stand.

Die gedanklichen Assoziationen sind naturgemäß in den ersten Tagen stärker vorhanden und verlieren sich mit der Zeit fast völlig. Natürlich sind sie bei allen Situationen, in denen Sie früher geraucht haben, stärker ausgeprägt – unter Umständen auch noch nach Monaten oder Jahren. Ich meine die typischen Klick-Situationen wie: Die Zigarette zum Kaffee, nach dem Frühstück, Mittagessen oder im Zusammenhang mit Alkohol.

Die meisten Ex-Raucher verwechseln psychische Abhängigkeit mit gedanklichen Assoziationen. Im ersten Fall der psychischen Abhängigkeit hätten Sie Verlustgedanken und würden wahnsinnig gerne eine Zigarette rauchen, im zweiten Fall der gedanklichen Assoziationen macht es Klick, berührt Sie aber nicht weiter. Lachen Sie darüber, wie ich es auch tat, als ich mit meinem Kaffeegeld vor dem Zigarettenautomaten stand. Aufgrund der Tatsache, dass jeder Mensch ein anderes Rauchprogramm hat, ist es sehr schwer zu sagen, ab wann Ihr Programm komplett uminstalliert ist. Aber, wie gesagt, die komplette Umprogrammierung ist nicht entscheidend. Entscheidend ist das Fazit, das fantastisch ist:

Sie sind tatsächlich nach Ihrer letzten Zigarette für immer Nichtraucher, ohne Hilfsmittel, ohne Entzugserscheinungen und ohne Gewichtszunahme.

50 Trugschlüsse

Unter Umständen könnten Sie aber irgendwann, nachdem Sie bereits längere Zeit Nichtraucher sind, auf den Gedanken kommen, mit dem Rauchen „quasi „aus Spaß" wieder anzufangen, wenn Ihnen danach ist, denn es ist ja einfach und eine sichere Sache wieder aufzuhören. Es könnte auch sein, dass es Sie einfach reizt, irgendwann wieder eine Zigarette zu „versuchen".

Wenn dem so ist, haben Sie die richtige Sichtweise von Süchten nicht verstanden. Es ist zwar mit der richtigen Sichtweise eine sichere Sache Nichtraucher zu werden, das Ziel muss aber sein, für immer mit dem Rauchen aufzuhören. Wenn Sie wieder mit dem Rauchen anfangen, haben Sie nicht verstanden, dass Ihnen eine Sucht, und erst recht eine Drogensucht, niemals auch nur den geringsten Vorteil bringt. Diese Gedanken bedeuten, dass in Ihnen immer noch ein Rest von schönen Gefühlen bei dem Gedanken an eine Zigarette schlummert.

Eine Zigarette bedeutet aber Schmutz und Dreck, es bedeutet Abhängigkeit und Verlust der Freiheit. Sie haben eine endgültige Entscheidung getroffen und an den Entscheidungsgrundlagen hat sich nichts geändert. In Wahrheit wollen Sie nicht rauchen. Prägen Sie sich daher ein: Sie sind erst dann frei, wenn Sie *wissen*, nie mehr rauchen zu müssen, *keine einzige Zigarette*. Im Grunde haben Sie das nie gewollt, sondern *mussten* nach der ersten Zigarette weiterrauchen.

Ich wurde einmal gefragt, ob ich Angst hätte wieder eine Zigarette zu rauchen. Diese Frage stellt sich mir nicht mehr, da ich Nichtraucher bin. Kein Nichtraucher ist rauchsüchtig und beschäftigt sich mit der Eventualität zu rauchen. Es wäre genauso, als wenn Sie mich fragen würden, ob ich Angst hätte, Heroin zu nehmen.

Ich beantworte die erste Frage trotzdem. Tatsächlich habe ich nicht die geringste Angst rückfällig zu werden. Und erst recht hätte ich keine Angst, wenn ich zu einer Zigarette gezwungen würde, denn in diesem Fall wäre ich nach wie vor (im Kopf) Nichtraucher und genauso wenig süchtig wie vorher. Ich kann nur deshalb nie mehr drogensüchtig, d.h. rauchsüchtig werden, weil ich aus meinem Antrieb heraus keine Zigaretten mehr rauchen will und werde.

Viele Raucher begehen gezwungenermaßen einen weiteren Trugschluss. Die gesundheitlichen Folgen beim Rauchen sind meistens sehr langfristig zu sehen und oft auch nicht eindeutig ausschließlich dem Rauchen nachzuweisen. Dies verführt natürlich dazu, den Kopf in den Sand zu stecken und den Entschluss, mit dem Rauchen aufzuhören, immer wieder auf später zu verschieben. Außerdem kann der Raucher dadurch argumentieren, warum er gar nicht aufhören möchte. Ein Alkoholiker hat in einem fortgeschrittenen Stadium diese Möglichkeit nicht mehr. Jeder sieht, dass er Alkoholiker ist, auch er selbst weiß es, die Auswirkungen sind direkt zu sehen und zu spüren. Ein Kettenraucher kann unter Umständen vierzig Jahre achtzig Zigaretten täglich rauchen, ohne dass es besonders beachtet wird. Glauben Sie deshalb aber nicht, dass diese Sucht nicht ohne Folgen bleibt. Selbst wenn dieser Kettenraucher, was unwahrscheinlich ist, achtzig Jahre alt werden sollte, was glauben Sie, wie alt dieser Mensch als Nichtraucher geworden wäre?

Unterliegen Sie nicht dem Trugschluss der meisten Raucher, nämlich dass Sie schon rechtzeitig aufhören und die Bremse ziehen können. Das können Sie definitiv nicht, denn sonst hätten Sie die Notbremse schon lange ziehen müssen, weil Sie nicht wissen, wann die Grenze überschritten ist und es vielleicht zu spät ist. Es kann jeden Tag zu spät sein, also befindet sich jeder

Raucher in gewisser Weise auf einem Pulverfass. Natürlich ist das Fass bei einem Jugendlichen, der „erst" zwei Jahre raucht, geringer, als bei einem vierzigjährigen Kettenraucher. Trotzdem besteht die Gefahr, wenn auch in geringerem Ausmaß, dass das Fass, auf dem er sitzt, explodiert. Außerdem wird der Jugendliche weiterrauchen und sein Pulverfass dadurch täglich anwachsen. Und das ist für mich das Schlimmste an der Rauchsucht. Oft erst nach Jahrzehnten, meistens im mittleren Alter, beginnen die Raucher mit den ersten Aufhörversuchen und stellen dann bestürzt fest, dass sie nicht aufhören können.

Glauben Sie mir, dass ich nun nicht damit anfangen will, Ihnen eine Moralpredigt in Sachen Gesundheit zu verpassen, aber Sie müssen sich, wenn Sie wirklich für immer Nichtraucher werden wollen, sämtlichen Illusionen des Rauchens entledigen. Und dazu gehört auch, dass Sie sich weiter vormachen, „irgendwann" schon aufhören zu können, weil, wie viele Raucher sagen, „sie jetzt noch nicht soweit sind". In zehn Jahren sind Sie auch nicht weiter, die Angst weiterrauchen zu müssen steigt zwar, genauso aber auch die Angst nicht mehr rauchen zu dürfen. Wenn Sie immer noch in irgendeiner Form Angst haben, die letzte Zigarette zu rauchen, sollten Sie sich fragen, was genau Sie noch zurückhält. Sie wissen, es kann nur Angst sein. Fragen Sie sich, welche Angst Sie zurückhält und beschäftigen Sie sich nochmals damit. Geben Sie nicht auf, im Gegenteil, ergreifen Sie die Chance, in kurzer Zeit Nichtraucher zu werden.

Viele Raucher argumentieren auch, dass jeder Mensch an etwas sterben muss. Das stimmt, ich bin aber der Meinung, dass es nicht unbedingt an den Folgen des Rauchens sein muss. Wenn Sie an den Folgen des Rauchens sterben würden, was wäre dann? Das Rauchen hat Ihnen absolut nichts gebracht, außer die zu späte Erkenntnis, dass Sie ihr Leben lang drogensüchtig waren und dadurch eine schlechtere Lebensqualität gehabt hätten und nun sterben müssten.

Jeder Raucher weiß, dass Zigaretten gesundheitsschädlich sind. Viele Raucher, die weiterrauchen müssen und nicht aufhören können, trösten sich, indem Sie die Möglichkeit als sehr groß einschätzen, nicht an den Folgen des Rauchens zu sterben, sondern aus anderen Gründen. Sie gehen davon aus, dass das Rauchen nur eine mögliche Todesursache unter vielen ist. Eine typische Aussage ist, dass sie z.B. einen Unfall haben könnten (der berühmte Bus). Vorausgesetzt, dass Sie ein Leben lang weiterrauchen würden, wie hoch schätzen Sie die Wahrscheinlichkeit ein, dass Sie an den Folgen eines Unfalls sterben müssten, im Vergleich zu einem früheren Tod durch das Rauchen? Die Wahrscheinlichkeit ist minimal, und selbst wenn die Wahrscheinlichkeit 50:50 wäre oder mich tatsächlich morgen ein Bus überfahren würde:

Jeder Tag bis dahin war ohne Drogensucht und ohne Gifte ein schönerer Tag!!!

51   Die ersten Wochen danach

Bevor Sie tatsächlich die letzte Zigarette rauchen, ist es notwendig, Ihnen zu sagen, was auf Sie zukommen wird. Im Großen und Ganzen wissen Sie es bereits. Es ist jedoch trotzdem schwierig, Ihnen die erste Zeit „danach" genau zu beschreiben, denn – wie gesagt – jeder Mensch hat ein anderes Programm und empfindet die Situation anders.

Ganz wichtig ist aber, dass Sie grundsätzlich genau trennen zwischen:

- psychische Entzugserscheinungen
- körperliche Entzugserscheinungen
- *gedankliche Assoziationen*
- *körperliche Begleiterscheinungen*

Sie werden nach der letzten Zigarette keine Verlustgefühle haben und eine riesige Erleichterung verspüren. Da Sie zudem nicht mehr an die Existenz von Entzugserscheinungen glauben, werden Sie auch keine erleiden müssen, weder körperliche noch psychische.

Welche körperlichen Begleiterscheinungen kommen auf Sie zu? Sie werden sicherlich einige Zeit – in der Regel sind es drei bis vier Wochen – ein etwas stärkeres Hungergefühl verspüren, eventuell auch vermehrt schwitzen. Sie werden aber ganz sicher keine Wadenkrämpfe oder andere Schmerzen erleiden müssen. Das sind alles Märchen von Ex-Rauchern, die mit der falschen Sichtweise und dem Einsatz von enormer Willenskraft das Rauchen nicht beendet, sondern aufgegeben haben. Da Sie Ihre psychische Abhängigkeit bereits spätestens nach der letzten Zigarette überwunden haben, werden Sie keine psychischen Entzugserscheinungen erleiden müssen. Alleine die gerade beschriebenen gedanklichen Assoziationen werden Sie noch eine ganze Weile begleiten. Als ich übrigens dieses Buch schrieb, war ich die ganze Zeit von diesen Assoziationen begleitet – ich dachte ja beim Schreiben logischerweise an nichts anderes, aber gefährdet zu rauchen war ich deshalb zu keinem Zeitpunkt.

In meinem Fall war es nach meiner letzten Zigarette so, dass ich die ersten drei Tage nie alleine war. Egal ob ich im Büro meiner Arbeit nachging oder zu Hause war, immer stand ein unsichtbarer Mann hinter mir und flüsterte mir ins Ohr: „Rauche jetzt eine, mach' endlich." Genauso war ich teilweise fehlgeleitet, wie ich bereits ausführte, da sich mein Programm zunächst der neuen Situation anpassen musste. Nachts konnte ich sehr schlecht einschlafen und schwitzte viel. Ich schlief nur ca. drei Stunden pro Nacht, aber mittlerweile glaube ich, dass diese Schlafstörung mehr auf meine große Euphorie zurückzuführen war und gar keine körperliche Begleiterscheinung war. Ich wusste, dass die ganzen Symptome nicht sehr lang andauern würden und nichts Schlimmes passierte, sondern etwas Wunderbares. Sie wissen es genauso, das ist Ihr Vorteil. Nur wenn Sie unsicher wären und nicht genau wüssten, was auf Sie zukommen würde, wäre das Ganze zum Scheitern verurteilt. Das ist es aber nicht. Es ist eine todsichere Sache, vorausgesetzt, Sie lassen sich nicht irritieren, und zwar in keiner Hinsicht. Weder von den körperlichen Begleiterscheinungen und den gedanklichen Assoziationen, noch von Ihrer Umwelt.

Ich habe die Erfahrung gemacht, dass die Menschen unterschiedlich reagieren, je nach Raucherstatus, Sachkenntnis und grundsätzlicher Einstellung. Viele Raucher aus Ihrem Umfeld werden Ihnen offene Bewunderung für Ihre Leistung zukommen lassen, da sie wissen, selbst süchtig zu sein. Genauso viele Raucher werden aber auch den Kopf einziehen und hoffen, von Ihnen nicht entdeckt zu werden. Sie werden von diesen Rauchern bewundert, allerdings haben sie zu viel Angst, ein vertieftes Gespräch mit Ihnen führen zu können. Andere Raucher wiederum werden sofort abblocken und wollen nichts von Ihrem Nichtraucherdasein wissen. Sie können aber sicher sein: Alle, die rauchen oder schon geraucht haben, werden Sie bewundern, gleichgültig ob sie es offen aussprechen oder für sich behalten. Gerade die Raucher, die es selbst nie geschafft haben und immer noch weiterrauchen müssen, bewundern Sie am meisten – und werden oft mit allen Mitteln versuchen, Sie wieder zu verführen. Schließlich wollen diese Raucher nicht alleine rauchen und können es nicht verstehen, dass deren „Verführungskünste" bei Ihnen nicht fruchten werden. Je länger diese Raucher erfolglos versuchen, Sie zu verführen, umso mehr werden sie akzeptieren müssen, dass Sie Nichtraucher sind.

Am wenigsten werden vermutlich die *Nieraucher* (Nichtraucher, die noch nie geraucht haben) auf Ihr neues Dasein reagieren, da sie ja noch nie rauchsüchtig waren und Ihre Leistung gar nicht nachvollziehen können. Das braucht Sie aber nicht weiter zu stören. Übrigens, manche derartige Nichtraucher schenken Ihnen trotzdem einen hohen Grad an Bewunderung, nämlich dann, wenn sie anderweitig süchtig sind oder waren.

So oder so müssen Sie aber damit rechnen, dass Sie ständig mit falschen Vorstellungen über das Rauchen bzw. Süchte im Allgemeinen konfrontiert werden, und Sie müssen ebenso lernen, wie festgefahren und schwierig es ist, die Menschen vom Gegenteil zu überzeugen. Ohne Ihre Euphorie bremsen zu wollen, die Sie vielleicht (hoffentlich) nun haben, müssen Sie leider auch lernen, dass Sie die meisten Raucher zunächst von der richtigen Sichtweise des Rauchens nicht überzeugen können.

52   Die letzte Zigarette

Freuen Sie sich auf Ihr Nichtraucherdasein? Es ist nun soweit, wobei Sie im Prinzip bereits Nichtraucher sind, denn Sie haben das komplette Rüstzeug hierfür erhalten. Gehen Sie nochmals die entscheidenden Fragen durch:

A. Wie groß ist Ihr Leidensdruck? Wollen Sie sich wirklich befreien?
B. Vergleichen Sie alle Vor- und Nachteile des Nichtrauchens. Glauben Sie, es gibt für Sie noch einen Grund weiterzurauchen?
C. Sehen Sie das Rauchen als große Illusion an?
D. Glauben Sie, dass es schwer wird nie mehr zu rauchen, dass Sie Entzugserscheinungen haben werden, an Gewicht zunehmen oder gar rückfällig werden?
E. Haben Sie noch irgendwelche Ängste, nie mehr zu rauchen?

Wenn Sie

- keinen Grund mehr sehen, weiterzurauchen
- das Rauchen inzwischen als komplette Illusion ansehen

-   keine Ängste mehr haben, mit dem Rauchen aufzuhören

können Sie nun die endgültige Entscheidung treffen, nie mehr wieder in Ihrem Leben zu rauchen oder sich anderweitig Nikotin zuzuführen.

Die letzte Zigarette sollten Sie ganz bewusst rauchen, am besten alleine. Machen Sie daraus eine Zeremonie. Legen Sie zwei Zigaretten auf den Tisch und betrachten Sie beide. Die linke davon wird die letzte Zigarette Ihres Lebens sein. Sie ist die Freiheit, auf die Sie so lange gewartet haben. Sie gibt Ihnen Gesundheit, Selbstachtung, Selbstvertrauen, Geld und Sinnesfreuden zurück. Sie ist die letzte Zigarette auf dem Weg zu einer hundertprozentigen Steigerung Ihrer Lebensqualität.

Wenn Sie Ihre letzte Zigarette rauchen, müssen Sie sich konzentrieren. Ziehen Sie das Gift nochmals tief in Ihre Lungen. Spüren Sie, wie Sie sich die Luft abdrehen? Schmecken Sie das scheußliche Gift? Schauen Sie sich den Aschenbecher an. Die gerauchten Kippen liegen darin, schwarzer Teer hat sich gebildet, er stinkt nach abgestandener Asche.

Stellen Sie sich bei der Betrachtung der rechten, verbliebenen Zigarette vor, dass dahinter viele tausend weitere Zigaretten liegen. Stellen Sie sich die Summe vor, die Sie ausgeben müssten, wenn Sie diese Zigarette rauchen würden. Es wären nicht nur die wenigen Cent für diese eine Zigarette, sondern Sie würden wieder eine nicht enden wollende Kette in Gang setzen und zigtausende von Zigaretten rauchen müssen. Es wären in meinem Fall - bei einer durchschnittlichen Lebenserwartung von ca. 75 Jahren – ungefähr 50 000 Euro Sie würden Ihre Freiheit, vielleicht für immer, verlieren, Sie würden sich selbst verachten und viel an Selbstbewusstsein einbüssen, ganz zu schweigen von Ihren Geschmacks- und Geruchsnerven, die Sie wieder betäuben würden. Ihre Energie würde wieder schwinden. Sie *müssen* daher diese Zigarette vernichten. Werfen Sie diese dahin, wo sie hingehört – *in den Müll!!! Die nächste Zigarette wird es für Sie nicht geben!*

Sie müssen sich schwören, nie mehr eine Zigarette zu rauchen oder sich anderweitig Nikotin zuzuführen. Dies wird nicht schwer sein, Sie werden sehen. Glauben Sie mir, ich weiß inzwischen, wie schön es ist, nicht mehr rauchen zu müssen – *und wie leicht es ist, Nichtraucher zu bleiben!*

Kontakt

Es würde mich sehr freuen, wenn ich Ihnen helfen konnte. Sollten Sie Fragen haben oder aus anderen Gründen mit mir in Kontakt treten wollen, richten Sie Ihre Anfragen bitte an:

Stefan Back
Birkenhofstraße 16 A
70599 Stuttgart

oder per Mail an

info@stefan-back.de

Weitere Informationen zum Thema erhalten Sie auf meinen Webseiten *www.stefan-back.de* oder *www.das-back-prinzip.de*.

Weitere Bücher von Stefan Back

Endgültig Nichtraucher! Books on Demand, Norderstedt 2023
Ohne Angst Nichtraucher werden. Books on Demand, Norderstedt 2023
Das Nichtraucherbuch für den rückfälligen Raucher. Books on Demand, Norderstedt 2023

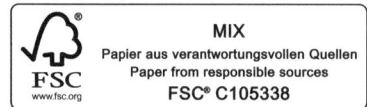